# IL FITNESS PER TUTTI

## GABRIELE NEGRI

A cura di Cristiano Negri

# Sommario


**INTRODUZIONE**    **8**

**L'ALIMENTAZIONE**    **11**

**INTRODUZIONE**    **11**
QUALI E QUANTI PASTI FARE DURANTE LA GIORNATA    14
COME CAPIRE SE SIAMO SULLA STRADA GIUSTA    17
TABELLA NUTRIZIONALE ALIMENTI    23
L'ACQUA    27

**FASE DI DIMAGRIMENTO**    **29**

ESEMPIO DI DIETA PER LA FASE DI DIMAGRIMENTO    38
ESEMPIO DIETA NUMERO 1    40
ESEMPIO DIETA NUMERO 2    41
LO SGARRO NELLA FASE DI DIMAGRIMENTO    42

**FASE DI AUMENTO DI MASSA MUSCOLARE**    **45**

**E' POSSIBILE AUMENTARE LA MASSA O DIMAGRIRE CON DIETE A BASSI GRASSI O BASSI CARBOIDRATI?**    **50**
LO SGARRO NELLA FASE DI AUMENTO DI MASSA    51
**ESEMPIO DI DIETE PER FASE DI AUMENTO DELLA MASSA MUSCOLARE**    **52**
ESEMPIO DI DIETA NUMERO 1    53
ESEMPIO DIETA 2    54
**HO RAGGIUNTO I MIEI OBIETTIVI**    **55**
L'ALIMENTAZIONE VEGANA PER MASSA E DIMAGRIMENTO    57

L'INTEGRAZIONE   59

L'IMPORTANZA DEL SONNO   62

L'ALLENAMENTO   64

**LE SCHEDE DI ALLENAMENTO E I CONSIGLI PER SVOLGERLI AL MEGLIO**   **70**

PRIMO LIVELLO   75

PRIMO ALLENAMENTO, DA ESEGUIRE DUE VOLTE A SETTIMANA (LUNEDÌ, VENERDÌ)   79

PRIMA COPPIA ESERCIZI   79

PRIMO ESERCIZIO: TRAZIONI CON BASTONE   79

SECONDO ESERCIZIO: FLESSIONI CON GINOCCHIA APPOGGIATE A TERRA   81

SECONDA COPPIA DI ESERCIZI   83

PRIMO ESERCIZIO: SQUAT   83

SECONDO ESERCIZIO: LEG RAISES (SOLLEVAMENTI DELLE GAMBE) SDRAIATI   85

ESERCIZIO EXTRA: POLPACCI CON PUNTE DEI PIEDI SU RIALZO   87

TABELLA RIASSUNTIVA CON PROGRESSIONE   89

PRIMA SETTIMANA DEL PRIMO ALLENAMENTO, DA ESEGUIRE DUE GIORNI A SETTIMANA (TEORICAMENTE LUNEDÌ E VENERDÌ)   91

SECONDA SETTIMANA DEL PRIMO ALLENAMENTO CON PROGRESSIONE   92

PROGRESSIONE DEL PRIMO ALLENAMENTO   94

PRIMO ALLENAMENTO DELLA PROGRESSIONE   95

PRIMA COPPIA DI ESERCIZI   95

PRIMO ESERCIZIO DELLA PROGRESSIONE: TRAZIONI CON BASTONE CON PIEDI SU RIALZO   95

SECONDO ESERCIZIO DELLA PROGRESSIONE: FLESSIONI   97

SECONDA COPPIA DI ESERCIZI   99

PRIMO ESERCIZIO DELLA PROGRESSIONE: SQUAT CON APPOGGIO SU RIALZO BASSO   99

ESERCIZIO NUMERO DUE DELLA PROGRESSIONE: CRUNCH   101

PROGRESSIONE ESERCIZIO EXTRA: POLPACCI CON PUNTA DEI PIEDI SU RIALZO, UNA GAMBA ALLA VOLTA   103

PROGRESSIONE DELL'ESERCIZIO POLPACCI CON PUNTE DEI PIEDI SU RIALZO ERRORE. IL SEGNALIBRO NON È DEFINITO.

SECONDO ALLENAMENTO DELLA SETTIMANA, DA ESEGUIRE UNA VOLTA
(TEORICAMENTE MERCOLEDÌ) 106
**PRIMA COPPIA DI ESERCIZI** **106**
**PRIMO ESERCIZIO: TRAZIONI CON BASTONE PRESA INVERSA** **106**
**SECONDO ESERCIZIO: DISTENSIONE TRICIPITI CON SEDIA** **108**
**SECONDA COPPIA DI ESERCIZI** **110**
**PRIMO ESERCIZIO: AFFONDI** **110**
**SECONDO ESERCIZIO: CRUNCH CON TOCCO DELLE CAVIGLIE** **112**
**TABELLA RIASSUNTIVA CON PROGRESSIONE** **114**
**SECONDA SETTIMANA ALLENAMENTO CON PROGRESSIONE** **115**
**PROGRESSIONE DEL SECONDO ALLENAMENTO** **116**
**PRIMO ALLENAMENTO DELLA PROGRESSIONE** **117**
**PROGRESSIONE DELL'ESERCIZIO *TRAZIONI CON BASTONE PRESA INVERSA*** **119**
**ESERCIZIO 2 PROGRESSIONE: DIPS SEDIE** **120**
**SECONDA COPPIA ESERCIZI DELLA PROGRESSIONE** **122**
**ESERCIZIO UNO PROGRESSIONE: AFFONDI SALTATI ALTERNATI** **122**
**ESERCIZIO DUE PROGRESSIONE: PLANK** **124**

**SECONDO LIVELLO** **126**

ALLENAMENTO NUMERO UNO, DA ESEGUIRE DUE VOLTE A SETTIMANA (LUNEDÌ,
VENERDÌ) 130
**PRIMA COPPIA ESERCIZI** **130**
**ESERCIZIO 1: TRAZIONI ALLA SBARRA** **130**
**ESERCIZIO DUE: FLESSIONI CON PIEDI SU RIALZO** **132**
**SECONDA COPPIA DI ESERCIZI** **134**
**ESERCIZIO UNO: SQUAT BULGARO** **134**
**ESERCIZIO DUE: ADDOMINALI ALLA SBARRA** **136**
**PROGRESSIONE ALLENAMENTO UNO** **138**
**ALLENAMENTO UNO DELLA PROGRESSIONE** ERRORE. IL SEGNALIBRO NON È
DEFINITO.
**PRIMA COPPIA DI ESERCIZI** **139**

ESERCIZIO NUMERO UNO DELLA PROGRESSIONE: TRAZIONI UN LATO ALLA VOLTA	139

SECONDO ESERCIZIO DELLA PROGRESSIONE: DIAMOND PUSH UP	141

SECONDA COPPIA ESERCIZI	143

ESERCIZIO UNO PROGRESSIONE: SQUAT AD UNA GAMBA CON APPOGGIO	143

ESERCIZIO DUE PROGRESSIONE: ADDOMINALI ALLA SBARRA GINOCCHIA-GOMITI	145

ALLENAMENTO NUMERO DUE, DA ESEGUIRE UNA VOLTA A SETTIMANA (MERCOLEDÌ)	148

PRIMA COPPIA ESERCIZI	148

ESERCIZIO UNO: CHIN UP	148

ESERCIZIO DUE: FLESSIONI LARGHE	150

SECONDA COPPIA ESERCIZI	152

ESERCIZIO UNO: AFFONDI LATERALI	152

ESERCIZIO DUE: ADDOMINALI OBLIQUI ALLA SBARRA	154

PROGRESSIONE ALLENAMENTO DUE	156

PROGRESSIONE SECONDO ALLENAMENTO	ERRORE. IL SEGNALIBRO NON È DEFINITO.

PRIMA COPPIA ESERCIZI PROGRESSIONE	157

ESERCIZIO UNO PROGRESSIONE: CHIN UP CON ECCENTRICA LENTA	157

ESERCIZIO 2 PROGRESSIONE: CLAP PUSH UP	159

SECONDA COPPIA ESERCIZI PROGRESSIONE	161

ESERCIZIO UNO PROGRESSIONE: CURTSY LUNGE	161

ESERCIZIO DUE PROGRESSIONE: DIAGONALI ALLA SBARRA	163

TERZO LIVELLO	166

ALLENAMENTO NUMERO 1, DA ESEGUIRE 2 VOLTE A SETTIMANA (TEORICAMENTE LUNEDÌ E VENERDÌ)	167

PRIMA COPPIA DI ESERCIZI	167

ESERCIZIO UNO: TRAZIONI ALLE PARALLELE	168

ESERCIZIO DUE: DIPS ALLE PARALLELE	170

SECONDA COPPIA ESERCIZI	172

ESERCIZIO UNO: SQUAT CON SUPPORTO	172

ESERCIZIO DUE: ADDOMINALI ALLE PARALLELE SOLLEVANDO LE GINOCCHIA	174

PROGRESSIONE ALLENAMENTO NUMERO UNO, DA ESEGUIRE DUE VOLTE A SETTIMANA (LUNEDÌ, MERCOLEDÌ)     177
ESERCIZIO UNO PROGRESSIONE: TRAZIONI ALLE PARALLELE CON PIEDI SU RIALZO     177
ESERCIZIO DUE PROGRESSIONE: DIPS ALLE PARALLELE PROFONDI     179
SECONDA COPPIA ESERCIZI PROGRESSIONE     181
ESERCIZIO UNO PROGRESSIONE: SQUAT A UNA GAMBA CON SUPPORTO     181
ESERCIZIO DUE PROGRESSIONE: ADDOMINALI ALLE PARALLELE CON GAMBA PARALLELA AL SUOLO     183
ALLENAMENTO NUMERO DUE, DA ESEGUIRE UNA VOLTA A SETTIMANA (MERCOLEDÌ)     186
PRIMA COPPIA ESERCIZI     186
ESERCIZIO UNO: CHIN UP ALLE PARALLELE     186
ESERCIZIO DUE: FLESSIONI RIALZATE CON PARALLELE     188
SECONDA COPPIA ESERCIZI     190
ESERCIZIO UNO: WALL SIT     190
ESERCIZIO DUE: MOUNTAIN CLIMBERS     192
PROGRESSIONE ALLENAMENTO DUE, DA ESEGUIRE UNA VOLTA A SETTIMANA (MERCOLEDÌ)     195
PRIMA COPPIA ESERCIZI PROGRESSIONE     195
ESERCIZIO UNO PROGRESSIONE: CHIN UP ALLE PARALLELE CON PIEDI SU RIALZO     196
SECONDA COPPIA ESERCIZI PROGRESSIONE     200
ESERCIZIO UNO: WALL SIT CON GAMBA SOLLEVATA     200
ESERCIZIO 2 PROGRESSIONE: MOUNTAIN CLIMBERS INCROCIATI     202
ESERCIZI DI STRETCHING     205
IL NEAT     215

# Introduzione

Chissà quante volte avrete visto pubblicità di ragazzi in costume con fisici ultradefiniti e muscolosi e avete pensato che anche voi vorreste essere così? Io stesso l'ho pensato tante volte, ma poi mi sono chiesto se ne valesse davvero la pena. Per essere così bisogna infatti trascurare tante cose, tra cui le uscite con gli amici o il proprio partner. Inoltre bisogna pesare ogni cibo che si assume, non si può quasi mai mangiare ciò che si vorrebbe, si pensa continuamente e in maniera ossessiva al proprio fisico, si passano molte ore in palestra, sentendosi in colpa nel caso in cui si saltasse un allenamento. Addirittura, in alcuni casi, per spingersi sempre oltre i propri limiti, si arriva ad assumere sostanze dopanti, estremamente dannose per il nostro corpo, oltre che illegali. Per questo motivo la cura del proprio fisico, invece che essere un piacere, si trasforma in una sorta di tortura.

Spesso questa "ossessione" per il proprio corpo inizia da giovani, dopo qualche dispiacere, perché ci viene detto che siamo grassi, o magari perché abbiamo pochi amici e pensiamo che, migliorando il nostro fisico, potremo averne di più. Tuttavia è importante ricordarci che, sebbene il fisico sia importante, ciò che ci distingue è il carattere, e proprio per questo è meglio non fermarci alla superficie, ma scavare sempre a fondo.

Diventando più "adulti" capita spesso che l'approccio al mondo del fitness avvenga in maniera più sana, vedendo l'allenamento come un qualcosa che serve a farci stare bene. Ecco stare bene vuol dire vivere l'allenamento e l'alimentazione come un qualcosa che ci aiuta a vivere più sereni, a sentirci meglio, a ritardare i segni dell'invecchiamento, ma anche a prevenire tantissime malattie come i tumori, il diabete e i problemi cardiovascolari. Dopo diversi mesi di riflessione sono giunto alla conclusione che si può migliorare il proprio fisico in maniera più semplice, più equilibrata, senza pensare ai canoni estetici della tv o delle riviste, ma guardando semplicemente ai cambiamenti che avvengono all'interno e all'esterno del nostro corpo.

Questi mesi mi sono serviti a mettere per iscritto le mie idee in questo libro, in cui potrete trovare diversi consigli per dimagrire, mettere massa muscolare e migliorare la forma fisica globale.

# L'alimentazione

## INTRODUZIONE

Tassello fondamentale per dimagrire e mettere massa muscolare è mangiare in maniera corretta. Più avanti nel libro vi parlerò di quantità, grammature ecc., per le persone che affrontano questo percorso in maniera più "precisa", ma non mancheranno le parti in cui un linguaggio più semplice descriverà nozioni più generali, affinché veramente chiunque voglia affrontare questo percorso possa farlo nella maniera più semplice possibile.

Iniziamo ora con dei concetti base: per dimagrire bisogna mangiare meno, per mettere massa muscolare bisogna mangiare di più. Mai affermazione più semplice fu altrettanto vera.

Dopo una fase iniziale dedicata alla composizione degli alimenti, si passerà a parlare più nello specifico delle fasi di massa e definizione/dimagrimento.

Gli alimenti sono composti da grassi, proteine e carboidrati che sommati compongono le calorie totali.

I grassi sono riserve di energia da utilizzare nel momento in cui non ci sono altre fonti utilizzabili dal nostro organismo, come quando non assumiamo carboidrati per un periodo di tempo prolungato. Oltre a questa funzione, questi sono utilizzati dal nostro corpo in tantissimi altri processi come la regolazione della temperatura corporea oppure per l'assorbimento di alcuni tipi di vitamine. Una dieta senza carboidrati porterà prima o poi il nostro corpo a utilizzare il grasso tramite i corpi chetonici (in sostanza il grasso corporeo) come principale mezzo di energia.

Una dieta ad alto contenuto di grassi, giusto apporto di proteine e senza carboidrati viene ormai utilizzata da molti medici nella prima fase del trattamento dell'obesità grave, in quanto in uno stato di chetosi dovuta all'assenza di carboidrati, la prima e principale fonte di energia deriva dalle riserve adipose del nostro corpo. La principale fonte di energia dei nostri antenati (prima dell'avvento dell'agricoltura) erano proprio i grassi, in quanto l'alimentazione derivava principalmente dai prodotti della terra e dalla selvaggina che cacciavano.

Le proteine sono le mattonelle dei nostri muscoli; è fondamentale aumentarne l'assunzione soprattutto nei momenti in cui siamo in deficit calorico, al fine di non perdere la quantità del muscolo oltre che il grasso e il glicogeno (le riserve di carboidrati). Con l'aumento dei muscoli, dovremo anche mangiare di più, in quanto il nostro fabbisogno calorico sarà più alto, il nostro metabolismo più attivo e proprio per questo la nostra forma fisica sarà migliore.

I carboidrati sono la fonte di energia "più veloce" per il nostro organismo: assumere più carboidrati nelle giuste quantità ci permette di mettere più massa muscolare, ma allo stesso tempo un eccesso viene trasformato in grasso, rendendo quindi poi il processo di dimagrimento più lento. Assumere carboidrati durante una fase di deficit calorico è importante, in quanto ci permette di ottenere energia più velocemente rispetto ai grassi e saranno poi le riserve di carboidrati a venire consumate prima delle proteine (muscoli).

La maniera più semplice e più utilizzata per mettere massa muscolare è assumere più carboidrati (pasta, pane, riso ecc.) mantenendo una giusta quantità di grassi e proteine.

# QUALI E QUANTI PASTI FARE DURANTE LA GIORNATA

Non bisogna fissarsi troppo su quali pasti fare durante la giornata, ma piuttosto sulla quantità di calorie e macronutrienti (carboidrati, grassi e proteine) da assumere.

È diceria comune che la colazione sia il pasto più importante della giornata, tuttavia non sono d'accordo, in quanto saltare questo pasto mi permette di essere più sveglio e attivo al mattino, evitando picchi d'insulina dovuti all'assunzione di carboidrati semplici (come quelli contenuti in una brioche), e la cui naturale conseguenza è il cosiddetto "abbiocco". Inoltre, non dovendo utilizzare le energie del mio corpo per digerire, posso concentrarmi maggiormente sulle attività da svolgere.

Conseguenza di questa alimentazione è l'entrata in gioco del digiuno intermittente: mangiare in un arco di 8 durante la 24 ore (solitamente in due/tre pasti) e digiunare per le restanti ore. Essendo che si assumono più calorie in questi pochi pasti, la sensazione di sazietà è più marcata.

Cercando in internet, vi sono molte testimonianze che confermano l'efficacia di questa pratica.

Anche la mia fidanzata mangiava sempre una brioche al mattino, ma da quando pratica il digiuno intermittente mi conferma di sentirsi più in forze e di non vedere più la colazione come un pasto necessario.

Nella nostra cultura la colazione viene ancora considerata un pasto fondamentale per tantissime persone, però sperimentare qualcosa di nuovo e vederne gli effetti è una strategia che ci permette di affrontare la dieta in maniera più semplice e stimolante.

Se proprio non si riesce a NON fare colazione, si potrebbero allora assumere cibi contenenti proteine e grassi (uova, prosciutto, bacon, pancakes proteici, frutta secca ecc.) che permettono di mantenere livelli di glucosio stabili, senza avere picchi insulinici.

Concentriamoci ora su quello che è consigliabile mangiare prima e dopo l'allenamento.

Io personalmente preferisco tenermi leggero. Di solito mi alleno a digiuno al mattino, riuscendo così a concentrarmi sugli esercizi senza sentirmi appesantito dal cibo e dalla digestione. È importante poi mangiare dopo il workout, quando il muscolo è pronto ad assorbire i nutrienti e crescere: in questo caso sarebbe bene assumere un pasto di carboidrati e proteine entro 1-2 ore dalla fine dell'allenamento (ad esempio del pane con della fesa di tacchino oppure yogurt 0 grassi con delle proteine in polvere) e tenere bassi i grassi che rallentano l'assorbimento degli altri macronutrienti. Non bisogna comunque preoccuparsi troppo se non si riesce a mangiare subito dopo l'allenamento, poiché, come detto precedentemente, la cosa più importante è la quantità di calorie totali assunte durante la giornata e i macronutrienti.

Nei pasti principali dovremmo riuscire ad accostare una fonte di proteine a una di grassi e carboidrati (derivanti anche da frutta e verdura). Per una spiegazione più chiara, rimando a esempi di diete presenti più avanti nel libro.

Seguire una dieta non è una cosa oggettiva, bensì estremamente soggettiva, poiché ognuno ha la propria esperienza e il suo modo di riuscire a saziarsi nell'arco della giornata: da un lato, c'è chi sta bene mangiando una volta al giorno (la cosiddetta "dieta del guerriero"), dall'altro, chi deve fare anche 8 pasti al giorno.

L'importante è trovare una strategia che si riesca a mantenere nel tempo e che ci permetta di vivere questo percorso di fitness in maniera positiva.

# COME CAPIRE SE SIAMO SULLA STRADA GIUSTA

Per capire quante calorie dovremmo assumere mediamente quotidianamente, bisogna calcolare il nostro fabbisogno calorico giornaliero (ci si può basare su delle formule facilmente reperibili in internet, oppure può essere calcolato direttamente su alcuni siti, semplicemente fornendo alcuni nostri dati).

Di seguito vi porto un esempio di una formula per calcolare il fabbisogno calorico giornaliero di un uomo (i numeri utilizzati variano per le donne): iniziamo calcolando il nostro metabolismo basale = 66 + (5 x altezza in centimetri) + (13,7 x peso in chilogrammi) - (6,8 x età). Tradotto in numeri: 66+ (5 x 176 cm) + (13,7 x 70 chili) - (6,8 x 25 anni). 66+880+959-170= 1735 calorie del metabolismo basale. Per calcolare quante calorie consumo quotidianamente tenendo conto delle attività che svolgo, moltiplico il mio metabolismo basale per 1,55 (valore che indica il livello di attività, attribuito a quelle persone che sono attive e svolgono sport dai tre ai cinque giorni alla settimana). Se siete sedentari o svolgete poca attività fisica il numero da moltiplicare sarà più basso, se invece al contrario fate un lavoro molto pesante e vi allenate anche nel tempo libero il numero da moltiplicare sarà più alto. A questo punto svolgiamo il calcolo: 1735 (valore del metabolismo basale) x 1,55 = 2690 calorie circa del mio fabbisogno calorico giornaliero per mantenere il peso invariato. Ovviamente il risultato che esce è solo un numero indicativo, non un dogma.

Se non si vogliono utilizzare queste formule e calcoli, basta mangiare come al solito per un paio di settimane, pesarci almeno tre volte nell'arco della settimana (al mattino, a digiuno, in intimo), annotare il peso e fare una media settimanale dei pesi ottenuti. A quel punto, se saremo ingrassati o il peso sarà rimasto più o meno invariato, per perdere peso dovremo modificare la nostra dieta, riducendo ad esempio le quantità di cibo. Se invece avremo perso peso, potremo continuare con la dieta che stiamo seguendo, magari introducendo oltre agli allenamenti con dei sovraccarichi degli allenamenti aerobici (corsa, salto della corda, nuoto ecc.) che aumentano le calorie bruciate, oppure più semplicemente utilizzare le scale invece dell'ascensore, camminare o utilizzare la bicicletta per andare al lavoro, fare una passeggiata dopo i pasti e così via.

Sconsiglio di pesarsi se il giorno prima abbiamo mangiato di più o in maniera differente rispetto al solito, in quanto il peso che leggeremo sulla bilancia sarà influenzato dalla ritenzione idrica e dalla quantità di aria in eccesso presente nel nostro corpo.

Facciamo ora un esempio: la prima settimana ci siamo pesati tre volte al mattino. Arrivati a domenica possiamo quindi fare una media dei pesi settimanali per capire se stiamo procedendo correttamente. Sommiamo a questo punto i tre pesi ottenuti e dividiamoli per tre al fine di ottenerne la media.

La seconda settimana facciamo la stessa cosa.

Ottenuta la media dei pesi della prima e della seconda settimana, sottraiamo il peso medio della seconda settimana a quello della prima settimana e otterremo un valore positivo, negativo o pari a zero.

Successivamente prendiamo in considerazione la fase della dieta in cui siamo:

1) se ci troviamo in una fase di massa, la differenza dovrebbe essere in positivo di almeno 0.2-0.3 kg. Se è maggiore dobbiamo diminuire le calorie per due/tre settimane, in quanto sono state assunte in maniera eccessiva. Invece se il risultato è inferiore a questo numero, vuol dire che dobbiamo aumentare le calorie al

fine di aumentare il peso e così la massa muscolare e leggermente anche il grasso corporeo.

2) Se siamo in una fase di dimagrimento, la differenza di peso che troviamo di settimana in settimana dovrebbe essere in negativo di 0.3-0.5 kg. Se il numero che otteniamo è -0.6 kg o più, dobbiamo aumentare le calorie per evitare una perdita di peso troppo repentina. Nel caso in cui il numero che otteniamo è -0.1/-0.2 kg o addirittura positivo, dobbiamo abbassare le calorie perché ci troviamo in una situazione di normocalorica o addirittura in un surplus calorico.

Non spaventiamoci se in fase di aumento di massa muscolare aumenta anche un po' il grasso corporeo (è fisiologico). Ovviamente questo non deve aumentare eccessivamente, altrimenti si sta chiaramente sbagliando qualcosa.

Di seguito un esempio pratico:

La prima settimana mi peso tre giorni: i pesi ottenuti sono 70.2, 70.4 e 70.6. Sommando questi numeri il risultato è

211.2. Per ottenere una media del peso settimanale, divido 211.2 per tre, ottenendo come risultato 70.4.

La seconda settimana mi peso quattro giorni e i pesi ottenuti sono 70.4, 70.6, 70.5 e 70.7. La somma di questi pesi è 282.2. Faccio poi la media dividendo 282.2 per quattro, ottenendo come risultato 70.55.

A questo punto faccio la differenza tra 70.55 (peso medio della seconda settimana) e 70.4 (peso medio della prima settimana) ottenendo come risultato +0.15.

Prendiamo ora in considerazione la fase della dieta in cui ci troviamo: se siamo in una fase di aumento di massa muscolare, possiamo ancora aumentare leggermente le calorie per raggiungere un aumento medio settimanale di 0.2/0.3 Kg. Se invece siamo in fase di dimagrimento, siamo completamente fuori strada, perché il numero che dovremmo ottenere dalla differenza tra i due pesi dovrebbe essere almeno di -0.3 kg e invece in questo caso risulta positivo. Per ritornare sulla retta via dovremo abbassare le calorie e/o fare più attività fisica.

Oltre al confronto dei pesi, un mezzo di paragone per capire se si stanno facendo progressi sia nella fase di dimagrimento che in quella di aumento della massa muscolare è lo specchio, specchiandoci ogni tanto per valutare se si vedono dei cambiamenti fisici più o meno rilevanti. Un altro metodo è quello di fotografarci ogni due settimane la parte anteriore e posteriore del corpo, confrontandole di volta in volta e valutando se si notano dei cambiamenti fisici. La posa, le luci, il luogo e il momento in cui ci fotografiamo dovrebbero essere sempre gli stessi.

Seguire una dieta non è semplice, ma assumere gli alimenti che ci piacciono e fare qualche "sgarro" non la renderebbe meno complicata?

Lasciamo da parte le diete di solo "riso e pollo" che in passato si pensava fossero le uniche utili per mettere massa muscolare e perdere grasso. Oggi, con le conoscenze che abbiamo, si può affermare che la base fondamentale di tutto sono le calorie e i macronutrienti (la composizione degli alimenti): questo significa che possiamo mangiare tutto, ma nelle giuste quantità.

# TABELLA NUTRIZIONALE ALIMENTI

Sono sicuro che molti di voi quando vanno a fare la spesa leggono le tabelle nutrizionali scritte dietro alle confezioni degli alimenti.

La prima cosa che si legge è "Valori medi per 100 grammi di prodotto". Stiamo attenti perché appunto tutti i valori indicati si riferiscono a 100 grammi di prodotto e non alla confezione intera.

In seguito leggiamo la voce "energia" che indica le calorie totali di quell'alimento. Di fianco solitamente troviamo due numeri con le rispettive unità di misura: kcal che è quella più utilizzata e sulla quale ci concentriamo di più e kj che è l'unità di misura internazionale (ancora poco utilizzata nel campo della nutrizione).

Successivamente troviamo la voce "grassi": per riuscire a calcolare quanto questi influiscano sulla quantità di calorie, dobbiamo moltiplicare il numero di grassi per nove e otterremo le kcal derivate dai grassi. Ad esempio dieci millilitri di olio contengono dieci grammi di grassi. Per calcolare le calorie moltiplichiamo dieci per nove, ottenendo come risultato novanta calorie. Alimenti con alto contenuto di grassi sono alcuni tipi di formaggi, carni, insaccati e il tuorlo dell'uovo. Spesso sotto la dicitura "grassi" troviamo "di cui acidi grassi saturi": questa voce indica quanti grammi di grassi saturi sono presenti nel totale dei grassi. Siccome essa rappresenta una parte dei grassi totali, le calorie derivate da questi non devono essere calcolate a parte, poiché già incluse nei grassi totali. Per capirci, i grassi saturi sono quei grassi che se assunti in quantità elevata per un lungo periodo di tempo possono causare problemi all'apparato cardiovascolare.

Poi leggiamo la voce "carboidrati": per calcolare quanto questi influiscano sulle calorie totali dobbiamo moltiplicare il numero per quattro. Ad esempio per cento grammi di pasta possiamo avere settanta grammi di carboidrati. Per calcolare le calorie derivate dai carboidrati moltiplichiamo 70 per 4, ottenendo 280 calorie derivate dai carboidrati. Cibi con alto contenuto di carboidrati sono i cereali, la pasta, il riso, il pane ecc. Spesso sentiamo parlare di carboidrati a basso o alto indice glicemico. Alimenti con basso indice glicemico sono ad esempio la pasta e il pane integrale, alimenti ad alto indice glicemico sono ad esempio la pasta e il riso non integrali o le patate. Spesso gli alimenti ad alto indice glicemico vengono etichettati come il male assoluto, come il motivo principale per cui si ingrassa. Questa affermazione non è vera, in quanto importanti sono le calorie totali che assumiamo, e dunque anche se assumiamo alimenti ad alto indice glicemico durante una dieta ipocalorica non ingrassiamo perché le calorie assunte sono inferiori al nostro fabbisogno giornaliero di calorie. Ovviamente è meglio assumere cereali integrali da affiancare a frutta e verdura di qualità come principale fonte di carboidrati, però consideriamo che gli alimenti ad alto indice glicemico possono comunque essere assunti tranquillamente (sempre facendo attenzione alle quantità).

Sotto troviamo la voce "di cui zuccheri": questa voce indica la percentuale di zuccheri semplici che compongono i carboidrati e sono da consumare con molta moderazione. Essi sono presenti in grandi quantità nel miele, nelle caramelle e anche nel latte (anche queste fanno parte dei carboidrati totali). Di seguito troviamo le "fibre" che rappresentano quei carboidrati che non influiscono sulle calorie totali poiché non vengono digeriti, ma hanno un'azione fondamentale sulla flora batterica, poiché nutrono i batteri intestinali (fondamentali per la nostra salute). Alimenti ad elevato contenuto di fibre sono la frutta e la verdura.

L'ultima voce che troviamo è il "sale" e indica la quantità di questo elemento in un determinato alimento. Facciamo attenzione, in quanto il consumo eccessivo di sale nel tempo può portare a diversi problemi di salute come l'ipertensione. Mediamente dovremmo consumarne massimo 5 grammi al giorno. Ci sono alimenti che ne contengono grandi quantità come ad esempio i salumi affettati tra cui prosciutto crudo e bresaola.

# L'ACQUA

Un elemento che spesso si trascura, ma di fondamentale importanza, è l'acqua, che costituisce il 75% circa del peso del muscolo, molto di più delle proteine e di qualsiasi altro elemento. Per questo ogni giorno dovremmo berne almeno 1,5/2 litri, a cui bisogna aggiungere quella persa con la sudorazione durante l'allenamento e non.

Spesso è difficile assumere così grandi quantità di acqua, per questo a volte possiamo sostituirla con bibite senza calorie che ci permettono di aumentare l'introito di liquidi e distrarci momentaneamente dalla dieta (ovviamente senza eccedere).

Evitiamo il più possibile gli alcolici, che oltre ad essere dannosi per la salute, contengono molte calorie che vengono per lo più trasformate in grasso.

# FASE DI DIMAGRIMENTO

È opportuno iniziare questo capitolo con una premessa: spesso le diete falliscono perché non assumiamo le giuste quantità di macronutrienti (grassi, carboidrati e proteine), oppure pensiamo che assumendo pochissimo cibo dimagriremo più velocemente. Questo ragionamento è completamente errato.

Spesso mi capita di vedere persone che mangiano quantità di carboidrati modeste (un piatto striminzito di pasta o riso) a pranzo, mentre a cena una fettina di petto di pollo con dell'insalata scondita, non fanno sport e pensano che perderanno peso. Niente di più sbagliato, poiché forse all'inizio riusciranno a perdere peso (perdendo in gran parte muscolo), ma dopo poco i chili sulla bilancia inizieranno a non scendere più e assumeranno la forma fisica "secca ma con la pancia o le cosce grosse", il metabolismo rallenterà, i muscoli verranno persi insieme ad una piccola percentuale di grasso e neanche ridurre le calorie in maniera estrema gli permetterà più di perdere peso.

Spinti dalla stanchezza, dal nervosismo e dalla delusione di vedere il proprio corpo peggiorare, ricominceranno a mangiare in maniera incontrollata, riacquistando dopo pochissimo tempo i chili persi. Le persone in questione, per migliorare il proprio stato di salute e ricominciare poi a perdere peso e ottenere una forma fisica migliore, dovrebbero innanzitutto modificare la loro alimentazione: gradualmente mangiare di più, aumentare la quantità giornaliera di proteine e, punto fondamentale, fare sport che includa soprattutto l'utilizzo di pesi (non necessariamente solo manubri o bilancieri, ma anche a corpo libero). Piano piano il loro metabolismo ricomincerà a funzionare bene, riacquisteranno i muscoli persi, miglioreranno la loro salute e potranno ricominciare a perdere chili.

Non esistono metodi miracolosi per dimagrire, ma di sicuro avere pazienza è fondamentale.

Come nella vita, se le cose vengono fatte con calma e con criterio avranno un ottimo risultato, se invece vengono fatte di fretta e senza criterio ne risulteranno in uno pessimo.

Bisogna tenere a mente che mangiare poco non equivale necessariamente a perdere peso: diete ipocaloriche estreme e protratte a lungo portano inoltre a scompensi nel nostro organismo, squilibri ormonali, problemi in diversi apparati, stanchezza e irritabilità.

Farsi seguire da un nutrizionista che potrà valutare tutti i parametri utili per impostare una dieta ottimale per il nostro fisico è la scelta ideale.

Di seguito cercherò comunque di spiegarvi come è possibile impostare una dieta per dimagrire sia in maniera complessa che più semplice.

La fase di dimagrimento è la fase più difficile. Spesso può capitare di sentirsi stanchi, irritabili, con poche energie a causa del ridotto apporto calorico giornaliero, affiancato dagli allenamenti, dal lavoro e da tutte le altre attività che svolgiamo quotidianamente. Per questo deve essere sostenibile nel tempo, poiché altrimenti non riusciremo a seguirla con costanza. Per rendere più sopportabile questa fase dobbiamo dunque concederci gli alimenti che ci piacciono, stando molto attenti alle quantità.

Fondamentale per mantenere i muscoli e ridurre il grasso corporeo è aumentare la quantità di proteine assunte giornalmente (le mattonelle dei nostri muscoli). La quota proteica che dobbiamo assumere giornalmente, dovrebbe essere di almeno 1,7/2 grammi per kilo di peso. Ad esempio se pesiamo settanta chilogrammi, dovremmo assumere quotidianamente almeno dai centoventi (= 1,7 * 70) ai centoquaranta grammi di proteine (= 2 * 70). Nel conteggio vanno incluse anche le proteine derivate da pasta, riso, verdure ecc., da affiancare a quelle ottenute tramite quegli alimenti che ne contengono quantità elevate e complete di tutti gli amminoacidi (come carne, pesce, uova ecc.).

Bisogna poi modulare le quantità di grassi e carboidrati: si possono mantenere i grassi intorno a 1/1.2 grammi per chilo di peso corporeo e le calorie rimanenti assumerle tramite i carboidrati. Se, ad esempio, pesiamo settanta chili, dovremmo assumere tra 70 (numero ottenuto moltiplicando uno per settanta, cioè il nostro peso) e 84 grammi di grassi (numero ottenuto moltiplicando 1,2 per settanta) al giorno. L'olio d'oliva e la frutta secca sono ottime fonti di grassi e, se assunti nelle giuste quantità, fanno anche bene alla salute.

Per calcolare quante calorie assumere quotidianamente dobbiamo considerare il nostro fabbisogno calorico giornaliero (di cui si è già parlato in precedenza) e allo stesso tempo che per bruciare mezzo chilo di grasso alla settimana bisogna essere in deficit calorico settimanale totale di 3.500 calorie, quindi di 500 calorie al giorno.

Considerando che il MIO fabbisogno calorico giornaliero è di 2600 calorie per mantenere il mio peso, se voglio dimagrire di mezzo chilo alla settimana sottraggo a 2600 (il valore del mio fabbisogno calorico giornaliero) 500 (il valore del deficit calorico giornaliero per perdere mezzo chilo a settimana) ottenendo come risultato 2100 calorie (valore indicativo di quante calorie assumere al giorno per trovarmi a fine settimana con mezzo chilo in meno sulla bilancia). In parole più semplici: 2400 − 500 = 2100 calorie da assumere quotidianamente per perdere mezzo chilo alla settimana. É questo il numero di calorie che devo assumere quotidianamente durante la fase di dimagrimento, diminuendolo poi gradualmente nel corso delle settimane, in quanto il peso diminuirà e di conseguenza anche le calorie da assumere. Bisogna comunque tenere conto del fatto che i numeri non possono rispecchiare alla perfezione la nostra condizione: infatti ci saranno giornate in cui staremo tutto il giorno sul divano, e giornate in cui lavoreremo duramente, e per questo le calorie che bruceremo saranno nettamente superiori.

Se vogliamo fare una dieta "perfetta", dobbiamo tenere a mente tutte queste cose, pesare tutti gli alimenti, cosa che a lungo andare potrebbe diventare difficile. Per questo io consiglio, se non si è disposti a seguire una dieta in questo modo, di ridurre le quote di carboidrati giornaliere se ne assumete molti e di aumentarle se ne assumete troppo poche (i carboidrati sono contenuti anche nella frutta e nella verdura), di aumentare la quota di proteine (ad esempio mangiando più carne, pesce e uova) e di controllare le vostre variazioni di peso nel corso delle settimane.

Parliamo ora di quanti kg perdere in media alla settimana per evitare un'eccessiva perdita di massa muscolare, accompagnata al grasso corporeo in eccesso. Mediamente si dovrebbero perdere 0.5 chilogrammi alla settimana e quindi due chili al mese). Per la prima settimana di dieta noteremo sicuramente una perdita di peso maggiore dovuto all'eliminazione di una maggiore quantità di grasso, liquidi e glicogeno; successivamente questa repentina perdita di peso si assesterà e dovremo concentrarci su una perdita di peso di mezzo chilo alla settimana.

Vedendo i primi risultati in termini di dimagrimento, potremmo essere spinti dal desiderio di strafare, diminuendo ulteriormente le calorie o aumentando la frequenza e l'intensità degli allenamenti: questa cosa è da evitare, in quanto ci porterà a bruciare il muscolo, a rallentare il metabolismo, portandoci in una fase di stallo di perdita di peso precoce, con il rischio anche di riprendere tutti i chili persi una volta che ricominceremo a mangiare di più. Consideriamo che le variazioni di peso sono comunque soggette a oscillazioni, per questo non bisogna stressarsi eccessivamente se la bilancia non rispecchia perfettamente i parametri indicati. Ci saranno settimane in cui potremo aumentare di peso, cosa a cui si potrebbe ovviare abbassando le calorie introdotte, e settimane in cui magari perderemo troppo peso e per questo dovremo aumentarle.

È importante a questo punto rimarcare il fatto che, per chi non vuole pesare gli alimenti, sarebbe utile specchiarsi e fotografarsi per notare i cambiamenti del fisico. Utilizzare entrambi i metodi sarebbe comunque la scelta ideale.

Ricordiamoci sempre di affiancare ad ogni pasto un contorno di verdure che, oltre ad aumentare il nostro introito giornaliero di vitamine, ha anche un forte potere saziante.

Per i motivi indicati sopra, una dieta con basse calorie tendenzialmente non dovrebbe essere protratta per più di tre mesi consecutivi, anche perché solitamente dopo un periodo così lungo è piuttosto difficile continuare a perdere peso in maniera costante e bisognerebbe quindi riprendere per un certo periodo di tempo una dieta normocalorica o addirittura con un surplus calorico per aumentare il muscolo, far risvegliare il nostro metabolismo e darci anche una pausa mentale dallo stress della dieta ferrea. Per alcune persone anche tre mesi consecutivi di dieta sono difficili da sostenere, e dunque non ci sarebbe nulla di male nell'introdurre queste "pause" anche prima dei tre mesi. Per coloro che non assumono farmaci anabolizzanti, ci vuole molto più tempo a costruire il muscolo rispetto alla perdita di peso ed è importante per questo che le fasi di aumento di massa muscolare durino più tempo rispetto ai periodi dedicati alla perdita di peso.

Siccome vogliamo che questo libro sia di facile comprensione per tutti, mi basta dirvi di mangiare tutto ciò che vi piace nelle giuste quantità, concentrandovi sulla quantità di proteine che assumete. Non preoccupatevi, se non avete problemi renali o di assorbimento dei nutrienti, assumere quantità più elevate di cibi contenenti molte proteine non vi causerà alcun tipo di problema, soprattutto per gli sportivi che hanno bisogno di questo nutriente per favorire la crescita muscolare e mantenere il muscolo intatto nei periodi di deficit calorico.

Di seguito, mi sento di riassumere i metodi per valutare la nostra fase di dimagrimento dal più difficile al più semplice:

1)      Modulare calorie, carboidrati, proteine e grassi in base al nostro peso e al nostro fabbisogno calorico

giornaliero, pesare tutti gli alimenti e valutare le nostre variazioni di peso sulla bilancia.

2)	Aumentare la quota proteica giornaliera (se è bassa), ridurre le quantità di cibo, pesarsi almeno tre volte a settimana e valutare le variazioni di peso sulla bilancia.

3)	Farsi delle foto allo specchio della parte anteriore e posteriore del nostro corpo ogni due settimane circa e valutare le variazioni nella forma fisica.

4)	Semplicemente specchiarsi e valutare se notiamo dei cambiamenti fisici.

# ESEMPIO DI DIETA PER LA FASE DI DIMAGRIMENTO

In questa sezione vi presento due esempi di giornate di dieta, una da circa 1500 calorie e una da 1700 calorie circa. Ho modulato i grassi e le proteine per una persona di 70 kg (non sono diete da seguire alla lettera, ma sono solo degli esempi e come tali vanno considerati).

Per i grassi ho moltiplicato 70 kg (peso della persona) x 1/1,2 ottenendo come risultato un numero che varia tra i 70 a gli 84 grammi di grassi totali nell'arco della giornata. Come avevo spiegato sopra i grassi dovrebbero essere mantenuti intorno agli 1/1,2 grammi x kg di peso corporeo.

Per le proteine invece ho moltiplicato 70 kg x 2 ottenendo come risultato 140 grammi di proteine. Come spiegato sopra, nella fase di dimagrimento le proteine dovrebbero essere mantenute tra gli 1,7/2 grammi per chilo di peso corporeo o più. In una delle giornate di dieta proposte, ho anche aggiunto delle proteine in polvere, un ottimo alleato soprattutto nelle fasi di dimagrimento per raggiungere la quota proteica giornaliera. Le calorie rimanenti non derivate da grassi e proteine appartengono ai carboidrati.

Per creare queste tabelle ho utilizzato un'applicazione del telefono che conteggia le calorie, i grassi, i carboidrati e le proteine di ogni alimento, somma poi i valori dei singoli alimenti automaticamente e ci mostra il totale delle calorie, dei grassi, dei carboidrati e delle proteine della giornata.

Non ho suddiviso i pasti in base a colazione, pranzo e cena ma li ho chiamati pasto 1, 2, 3, 4 per mostrare ancora una volta quanto non sia importante quando mangiamo, ma piuttosto le quantità totale di calorie, grassi, carboidrati e proteine che assumiamo durante la giornata.

Per altri esempi di pranzi, cene e spuntini ti consiglio di seguirmi sulla mia pagina Instagram "il_fitness_per_tutti_".

# ESEMPIO DIETA NUMERO 1

In questa dieta il pasto 4 potrebbe essere consigliabile consumarlo dopo l'allenamento in quanto contiene solo carboidrati e proteine fondamentali per favorire il recupero del muscolo e mantenerlo intatto.

|  | Alimento | Quantità in grammi | Calorie | Grassi | Carboidrati | Proteine |
|---|---|---|---|---|---|---|
| Pasto 1 | Mandorle sgusciate | 30 gr | 195 kcal | 14,7 | 6,6 | 6,3 |
|  | Yogurt greco 0 grassi gusto vaniglia | 85 gr | 69 kcal | 0 | 9,8 | 7,7 |
| Pasto 2 | Insalata mista | 200 gr | 32 kcal | 0,1 | 6,4 | 2,5 |
|  | Tonno sgocciolato | 120 gr | 256 kcal | 15,6 | 0 | 28,8 |
|  | Uova | 120 gr | 154 kcal | 10,4 | 0 | 14,9 |
|  | Olio di oliva | 10 gr | 88 kcal | 10 | 0 | 0 |
|  | Noci | 24 gr | 165 kcal | 15,6 | 1,7 | 3,6 |
| Pasto 3 | Petto di pollo | 200 gr | 228 kcal | 5,2 | 0 | 42,5 |
|  | Zucchine | 260 gr | 44 kcal | 0,8 | 8,1 | 3,1 |
|  | Olio di oliva | 10 gr | 88 kcal | 10 | 0 | 0 |
| Pasto 4 | Fesa tacchino affettato | 100 gr | 110 kcal | 0,6 | 0 | 24 |
|  | Mela | 182 gr | 95 kcal | 0,3 | 25,1 | 0,5 |
| Totale |  |  | 1525 kcal totali della giornata | 84 gr grassi totali della giornata | 58 gr di carboidrati totali della giornata | 134 gr di proteine totali della giornata |

# ESEMPIO DIETA NUMERO 2

|  | Alimento | Quantità in grammi | Calorie | Grassi | Carboidrati | Proteine |
|---|---|---|---|---|---|---|
| Pasto 1 | Latte parz. scremato | 150 ml | 63 kcal | 1,5 | 7,5 | 5,1 |
|  | Cioccolato fondente | 40 gr | 165 kcal | 9,7 | 18 | 1,5 |
|  | Mandorle | 30 gr | 179 kcal | 15,6 | 6,4 | 6,3 |
|  | Proteine in polvere isolate | 25 gr | 112 kcal | 0,1 | 0,6 | 22,5 |
|  | Pesca | 150 gr | 59 kcal | 0,4 | 14,3 | 1,4 |
| Pasto 2 | Uova | 120 gr | 154 kcal | 10,4 | 0 | 14,9 |
|  | Olio di oliva | 5 ml | 44 kcal | 5 | 0 | 0 |
|  | Insalata mista | 138 gr | 22 kcal | 0,1 | 4,4 | 1,7 |
|  | Parmigiano grattugiato | 20 gr | 86 kcal | 5,7 | 0,8 | 7,7 |
| Pasto 3 | Filetto di merluzzo | 350 gr | 280 kcal | 4,6 | 0 | 56 |
|  | Pomodorini | 200 gr | 36 kcal | 0,4 | 7,8 | 1,8 |
|  | Pasta integrale | 50 gr | 175 kcal | 1,3 | 32,9 | 6,5 |
|  | Olio di oliva | 10 ml | 88 kcal | 10 | 0 | 0 |
| Pasto 4 | Salmone affumicato | 60 gr | 97 kcal | 5 | 0 | 12,6 |
|  | Fetta pane integrale | 23 gr | 61 kcal | 1,3 | 8,9 | 2,5 |
|  | Burro | 6 gr | 43 kcal | 4,9 | 0,1 | 0,1 |
| Totale |  |  | 1699 kcal totali della giornata | 79 gr grassi totali della giornata | 108 gr carboidrati totali della giornata | 141 gr proteine totali della giornata |

# LO SGARRO NELLA FASE DI DIMAGRIMENTO

Sicuramente è difficile mangiare poco, e proprio per questo è importante fare degli sgarri alla dieta ogni tanto. Con ciò intendo dire che si può fare un pasto più abbondante 1-2 volte alla settimana, al fine di sentirci meglio a livello emotivo. Fisicamente riempiremo le nostre riserve di glicogeno mangiando più carboidrati (come una pizza o un piatto di pasta abbondante), permettendoci di riattivare il metabolismo e quindi poi di ricominciare a perdere peso in maniera ottimale. Sfruttiamo, ad esempio, le uscite con gli amici o con le fidanzate/i per questo scopo, così non soffriremo del fatto che loro possono mangiare quello che vogliono e noi possiamo mangiare solo una quantità molto limitata di alimenti. Stiamo però sempre attenti a non esagerare con le quantità e a consumare moderatamente bevande alcoliche, le quali apportano molte calorie.

Siccome dobbiamo solo cercare di vivere sereni e in pace con il nostro corpo, non priviamoci delle uscite, dei compleanni, delle feste ecc., visto che uno sgarro porta anche benefici.

Se si segue una dieta bilanciata che non ci pesa e ci fa stare bene, penso che non esista il desiderio sfrenato di sgarrare in maniera smodata. Se sentiamo questo bisogno, oppure ci capita di esagerare, dobbiamo far scattare un campanello d'allarme che ci faccia cambiare qualcosa nella nostra dieta e/o nel nostro stile di vita.

# FASE DI AUMENTO DI MASSA MUSCOLARE

Anche qui vorrei partire con una premessa: molte persone considerano questa fase un periodo, in cui si può mangiare qualsiasi alimento senza limiti. Tutto ciò è errato, in quanto verrà accumulata, insieme al muscolo, una quantità di grasso sproposita che sarà poi difficile da perdere.

Il peso sulla bilancia inizierà a salire in maniera sproposita e, in poco tempo ci troveremo in una condizione fisica pessima, che ci porterà a interrompere immediatamente questa fase e a iniziare una dieta ipocalorica estrema, estremamente dannosa.

Per questo mi chiedo: ma è davvero necessario continuare a mangiare fino a scoppiare, facendo dei danni al nostro fisico e alla salute, tutt'al più essendo già sazi?

Farsi seguire da un nutrizionista, che potrà valutare tutti i parametri utili per impostare una dieta ottimale, è la scelta ideale.

Di seguito cercherò comunque di spiegarvi come è possibile impostare una dieta per aumentare la massa muscolare, sia in maniera complessa che più semplice.

La dieta per aumentare la massa muscolare è più facile da seguire a livello mentale, in quanto possiamo assumere più calorie, soprattutto dai carboidrati, abbassando anche le proteine rispetto alla fase di perdita di peso, mantenendone una quantità giornaliera intorno agli 1,5 / 1,8 grammi per chilo (quindi per una persona di 70 chili dovranno essere assunti tra i 105 e i 126 grammi al giorno, numeri ottenuti moltiplicando 70 chilogrammi per 1,5 e successivamente per 1,8). Per quanto riguardo i grassi è consigliabile tenerli intorno a un grammo per chilo di peso corporeo o meno (quindi per una persona di 70 chili assumere 70 grammi di grassi al giorno o meno). Il resto delle calorie deriveranno dai carboidrati. Per quanto riguarda le calorie giornaliere consiglio inizialmente di aumentarle di duecento rispetto al fabbisogno calorico giornaliero (quindi per una persona di 70 kg che ha un metabolismo basale di 2600 kcal, consiglio inizialmente di tenerle intorno a 2800 kcal e poi valutare le variazioni di peso).

Come detto nella fase di dimagrimento, se ritenete che questi calcoli siano troppo difficili e non volete stressarvi eccessivamente, potete utilizzare come parametro di riferimento le variazioni di peso, che dovrebbero essere in positivo di due / tre etti alla settimana per un totale mensile di circa un chilogrammo. Quindi se, per esempio, all'inizio della prima settimana pesate settanta chili, durante la seconda settimana dovreste pesare 70,2, nella terza settimana 70,4, nella quarta 70,7 e così via.

Consideriamo comunque che il peso è soggetto a oscillazioni continue, quindi non stressiamoci eccessivamente se le variazioni di peso settimanali non sono equivalenti ai numeri visti sopra. Sicuramente si andrà incontro a periodi in cui il peso aumenterà un po' di più e quindi dovremo abbassare leggermente le calorie e periodi in cui il peso calerà e dovremo aumentare le calorie.

Starete forse pensando che ritrovarsi a fine settimana con due/tre etti in più sulla bilancia sia davvero poco, ma per una persona che non assume farmaci anabolizzanti, un guadagno annuale medio di dodici chili di muscolo sono davvero tanti. Dobbiamo poi riflettere sul fatto che all'inizio la nostra muscolatura, sempre seguendo una buona dieta e allenamento, crescerà velocemente ma che poi rallenterà e otterremo dei miglioramenti quasi impercettibili sia sul nostro fisico che sulla bilancia con il passare dei mesi e degli anni. Stiamo sempre attenti a non aumentare eccessivamente di peso perché in quel caso ci sarà un accumulo di grasso importante che dovremo poi smaltire.

Consiglio, prima di iniziare una fase di massa che dovrebbe essere protratta per molto più tempo rispetto alla fase di dimagrimento, di perdere prima peso se il grasso corporeo è eccessivo.

Per concludere, posso dirvi che in fase di massa è importante aumentare i carboidrati, tenendo le proteine e i grassi un po' più bassi, evitando di aumentare eccessivamente le calorie, perché oltre al muscolo andremo incontro anche ad un aumento eccessivo della massa grassa.

Personalmente a me piace mantenere gli stessi alimenti sia nella fase di dimagrimento che in quella di aumento della massa muscolare, modulando le quantità in base al periodo in cui mi trovo (nella seconda fase si aumentano i carboidrati a discapito delle proteine e dei grassi).

Ricapitolo i metodi dal più difficile al più semplice, per valutare se la nostra fase di aumento della massa muscolare stia procedendo per il verso giusto:

1)      Modulare calorie, carboidrati, proteine e grassi in base al nostro peso e al nostro fabbisogno calorico

giornaliero, pesare tutti gli alimenti e valutare le nostre variazioni di peso sulla bilancia.

2)      Aumentare le calorie giornaliere rispetto alla fase di dimagrimento, ridurre la quota proteica e lipidica, aumentando allo stesso tempo i carboidrati, pesarsi almeno tre volte a settimana e valutare le variazioni di peso sulla bilancia.

3)      Farsi delle foto allo specchio della parte anteriore e posteriore del nostro corpo ogni due settimane circa e valutare le variazioni nella forma fisica tra una foto e l'altra.

4)      Semplicemente specchiarsi e valutare se notiamo dei cambiamenti nella nostra forma fisica.

# E' POSSIBILE AUMENTARE LA MASSA O DIMAGRIRE CON DIETE A BASSI CARBOIDRATI?

Sì, è possibile aumentare la propria massa muscolare anche con una dieta di soli grassi e proteine, l'importante, come detto prima, è che le calorie assunte siano superiori al nostro fabbisogno calorico giornaliero, così come in fase di dimagrimento è possibile dimagrire anche con una dieta a bassi grassi e ad alti carboidrati e proteine.

Se consideriamo un soggetto che pesa 70 kg e che non può assumere carboidrati a causa di forti intolleranze alimentari, per motivi di salute o per scelta personale, per aumentare la propria massa muscolare dovrebbe assumere 2300 calorie al giorno, seguendo una dieta di soli grassi e proteine. Potrebbe dunque introdurre 170 grammi di grassi al giorno (170 * 9 = 1530 calorie), 150 grammi di proteine (150 * 4 = 600 calorie), 40 grammi di carboidrati (40 * 4 = 160 calorie). Sommando i 3 risultati otteniamo 2290 calorie quotidiane.

# LO SGARRO NELLA FASE DI AUMENTO DI MASSA

Se abbiamo parlato dei motivi per cui lo sgarro in fase di dimagrimento è importante, in fase di massa dobbiamo chiederci quanto questo sia indispensabile. In questa fase assumiamo più carboidrati, non dobbiamo riempire le riserve di glicogeno e non abbiamo bisogno di staccare la spina dalla dieta.

Possiamo usare lo sgarro come mezzo per mangiare alimenti che magari non assumiamo frequentemente durante la settimana, oppure per uscire a pranzo o a cena con i nostri amici e cari. È opportuno tenere le calorie un po' più basse nei pasti che precedono lo sgarro.

Oppure possiamo fare uno sgarro al contrario, nel senso che un giorno a settimana mangiamo meno, facendo dei pasti principalmente a base di grassi e proteine e assumendo meno calorie rispetto agli altri giorni della settimana.

Evitiamo di considerare lo sgarro in fase di aumento di massa come un momento in cui possiamo abbuffarci in maniera sconsiderata perché aumenterebbe eccessivamente la media di calorie settimanali.

# ESEMPIO DI DIETE PER FASE DI AUMENTO DELLA MASSA MUSCOLARE

Propongo due esempi di dieta sempre per una persona di 70 chilogrammi. Ho abbassato in questo caso leggermente i grassi e le proteine rispetto alla fase di dimagrimento (i grassi vengono mantenuti intorno allo 0,9 / 1 grammo per chilo di peso corporeo e le proteine invece intorno all'1,5 / 1,8 grammi per chilo di peso), aumentando allo stesso tempo i carboidrati che comporranno la dieta per le restanti calorie.

La prima dieta proposta è da quasi 2480 calorie con alimenti "normali", mentre la seconda serve a dimostrare che si può fare una dieta mangiando cibi un po' meno salutari (ovviamente in quantità moderata), raggiungendo 2230 calorie.

# ESEMPIO DI DIETA 1

| | Alimento | Quantità in grammi | Calorie | Grassi | Carboidrati | Proteine |
|---|---|---|---|---|---|---|
| Pasto 1 | Mandorle sgusciate | 14 gr | 91 kcal | 6,9 | 3,1 | 2,9 |
| | Yogurt greco 0 grassi alla vaniglia | 100 gr | 82 kcal | 0 | 11,5 | 9 |
| | Cereali integrali | 80 gr | 113 kcal | 0,5 | 24 | 2,7 |
| Pasto 2 | Insalata mista | 200 gr | 32 kcal | 0 | 6,4 | 2,5 |
| | Tonno sott'olio | 60 gr | 128 kcal | 7,8 | 0 | 14,4 |
| | Olio di oliva | 10 ml | 88 kcal | 10 | 0 | 0 |
| | Noci | 16 gr | 110 kcal | 10,4 | 1,1 | 2,4 |
| | Pasta integrale | 170 gr | 595 kcal | 4,3 | 111,7 | 22,1 |
| Pasto 3 | Zucchine | 260 gr | 44 kcal | 0,8 | 8,1 | 3,1 |
| | Olio di oliva | 10 ml | 88 kcal | 10 | 0 | 0 |
| | Pane integrale | 200 gr | 448 kcal | 2,6 | 97 | 15 |
| | Uova | 120 gr | 154 kcal | 10,4 | 0 | 14,9 |
| Pasto 4 | Fesa tacchino | 100 gr | 110 kcal | 0,6 | 0 | 24 |
| | Gallette mais | 54 gr | 207 kcal | 0,9 | 45,9 | 3,6 |
| Totale | | | 2479 kcal totali della giornata | 66 gr di grassi totali della giornata | 349 gr di carboidrati totali della giornata | 121 gr di proteine totali della giornata |

# ESEMPIO DI DIETA 2

In questa dieta, il pasto 4 sarebbe consigliabile consumarlo dopo l'allenamento, in quanto contiene solo carboidrati e proteine fondamentali per favorire il recupero del muscolo e mantenerlo intatto.

| | Alimento | Quantità in grammi | Calorie | Grassi | Carboidrati | Proteine |
|---|---|---|---|---|---|---|
| Pasto 1 | Cornetto crema confezionato | 50 gr | 208 kcal | 10,5 | 24,5 | 3,6 |
| | Succo d'arancia | 200 ml | 86 kcal | 0 | 19,9 | 1,3 |
| | Banana | 150 gr | 134 kcal | 0,5 | 34,3 | 1,6 |
| Pasto 2 | Pasta | 160 gr | 576 kcal | 3,2 | 113,9 | 20 |
| | Pesto | 15 gr | 64 kcal | 6,2 | 1,3 | 0,8 |
| | Coscia di pollo | 300 gr | 216 kcal | 7,1 | 0 | 35,3 |
| | Carote crude | 100 gr | 41 kcal | 0,2 | 9,6 | 0,9 |
| Pasto 3 | Filetti platessa impanati | 150 gr | 320 kcal | 13,8 | 31,5 | 16,5 |
| | Melanzana | 200 gr | 50 kcal | 0,4 | 11,8 | 2 |
| | Olio di oliva | 5 gr | 44 kcal | 5 | 0 | 0 |
| | Noci | 24 gr | 165 kcal | 15,6 | 1,7 | 3,6 |
| Pasto 4 | Bresaola | 90 gr | 147 kcal | 2,7 | 0,5 | 30,2 |
| | Gallette di riso | 48 gr | 180 kcal | 0,6 | 38,4 | 4,2 |
| Totale | | | 2230 kcal totali della giornata | 66 gr grassi totali della giornata | 287 gr carboidrati totali della giornata | 120 gr proteine totali della giornata |

# HO RAGGIUNTO I MIEI OBIETTIVI

Arriverete a un punto in cui penserete di aver raggiunto gli obiettivi prefissati e vorrete mantenere la forma fisica ottenuta.

Sicuramente a questo punto avrete imparato a capire meglio il vostro corpo, che cosa dover mangiare per sentirvi bene e avrete più consapevolezza delle quantità di cibo da mettere nel piatto.

Vi consiglio quindi di mangiare come ritenete sia giusto, senza esagerare, e di mantenere comunque un allenamento costante che serve sempre e comunque per il vostro benessere generale.

Inizierà qui la vostra fase di mantenimento, che sarà più incentrata sullo stare bene che sull'aumento del muscolo o sulla riduzione del peso.

Questo step sarà più tranquillo e sereno, ma sicuramente dovrete tenere sotto controllo in modo costante il peso e i cambiamenti del vostro fisico.

Se un giorno poi vorrete migliorare ulteriormente, nulla vieta di tornare alle fasi che comportano l'acquisizione del muscolo o il dimagrimento: questo sta a voi e ai vostri nuovi obiettivi.

# L'ALIMENTAZIONE VEGANA PER MASSA E DIMAGRIMENTO

Per quanto riguarda l'alimentazione per i vegani, penso che sia più difficile da praticare principalmente nelle fasi di dimagrimento, in quanto è difficile riuscire a reperire delle fonti di proteine complete dagli amminoacidi che hanno allo stesso tempo un basso contenuto di carboidrati. Ritengo che la via più semplice da praticare in questo caso sia una dieta a basso contenuto di grassi, ad alto contenuto di carboidrati e medio di proteine (strategia che comunque può essere praticabile e interessante in fase di dimagrimento anche per quelle persone che non praticano la dieta vegana).

Questo tipo di alimentazione consiste essenzialmente nel ridurre le quantità di cibi grassi (ad esempio nella dieta vegana bisognerebbe, in fase di dimagrimento, limitare l'assunzione di olio di oliva, frutta secca e tutti quei cibi ad alto contenuto di grassi), mentre per le persone che seguono un'alimentazione a base di alimenti di origine animale consiste sostanzialmente nel ridurre drasticamente l'assunzione di cibi grassi come le uova, i pesci grassi come il salmone e anche alcuni tipi di carne oltre all'olio di oliva, alla frutta secca, al burro ecc.

La parte più difficile è proprio riuscire ad accoppiare gli alimenti in modo da assumere tutti gli amminoacidi di cui il nostro corpo ha bisogno.

Per quanto riguarda la fase di massa invece è molto più semplice, in quanto si può assumere un'abbondante quantità di carboidrati (attenzione a non eccedere) e una media di proteine e grassi.

# L'INTEGRAZIONE

La parte più importante della dieta è rappresentata dalle calorie e dai macronutrienti, e per questo, se seguiamo una dieta sana e bilanciata, ricca di frutta e verdura e dei giusti alimenti, l'integrazione diventa quel qualcosa in più che aiuta, ma che non ha effetti miracolosi.

Vorrei comunque parlare di alcuni integratori importanti da assumere e difficili da trovare negli alimenti.

Il primo e, secondo me, più importante è la vitamina D3 associata alla vitamina K2.

Questi integratori sono fondamentali per tanti processi del nostro organismo.

La vitamina D3 è la cosiddetta vitamina del sole e viene sintetizzata e attivata dal nostro organismo tramite l'esposizione alla luce solare. I cibi che la contengono sono davvero pochi (come alcuni pesci grassi, formaggi e funghi). La maggior parte degli abitanti a livello mondiale ne ha carenza, in quanto durante l'inverno, a causa della scarsa presenza del sole e l'inclinazione non ottimale dei suoi raggi, viene difficilmente sintetizzata e attivata dal nostro organismo. Una carenza di vitamina D può comportare problemi alle ossa e al sistema immunitario, oltre che a cambiamenti negativi dell'umore.

Si consiglia di assumerla con la vitamina K2, in quanto la combinazione delle due vitamine permette di svolgere le loro funzioni al meglio, per mantenere un buono stato di salute. Essendo vitamine liposolubili è importante assumerle durante o dopo pasti contenenti una buona quantità di grassi. La vitamina K2 mobilizza il calcio e favorisce la salute di ossa e denti. E' presente in alimenti di origine animale come il fegato del manzo, le uova e i formaggi.

Altro integratore molto importante è l'Omega 3: viene assunto principalmente per favorire la salute del cuore, prevenire l'arteriosclerosi e controllare i livelli di colesterolo e trigliceridi nel sangue. Ci sono diversi alimenti che contengono Omega 3 come la frutta secca, la soia e le verdure a foglia verde, ma soprattutto alcuni pesci grassi come il salmone, il tonno, i molluschi, i crostacei e l'olio di fegato di merluzzo. Essendo anche questi vitamine liposolubili, sarebbe importante assumerle durante o dopo i pasti contenenti una buona quantità di grassi.

Altro integratore che può aiutare soprattutto per chi mangia poca frutta e verdura sono i multivitaminici. Questi integratori servono anche nel caso in cui ci siano carenze vitaminiche conclamate oppure in situazioni particolari come la gravidanza.

Fate attenzione agli integratori che acquistate, in quanto spesso le vitamine contenute sono sottodosate e dunque inutili.

Per concludere vorrei parlare dello zinco e del magnesio: queste due vitamine sono fondamentali per il nostro organismo, hanno un forte potere antiossidante, agiscono sul sistema immunitario, favoriscono l'assorbimento di alcune vitamine, il buon funzionamento del sistema cardiocircolatorio, stabilizzano il battito cardiaco e la pressione e svolgono tante altre funzioni. Sarebbe meglio assumerle la sera a stomaco vuoto prima di dormire, in quanto favoriscono la produzione di GH (l'ormone della crescita), migliorando anche la qualità del sonno.

# L'IMPORTANZA DEL SONNO

Fattore fondamentale, che spesso viene trascurato è il sonno.

Dormire dalle 7 alle 9 ore per notte ci permette di recuperare dagli stress fisici e mentali, di essere più attivi, di migliorare le nostre performance fisiche, di recuperare più velocemente dalle fatiche dell'allenamento e di essere più sereni e tranquilli.

Dormire poco e male può portare a disturbi del sonno, facendoci entrare in un circolo vizioso fatto di notti insonni con conseguente diminuzione della nostra produttività quotidiana.

Spesso le persone che di notte stanno sveglie soffrono durante il giorno di cambiamenti dell'umore, nervosismo e insofferenza nei confronti delle persone che li circondando, compromettendo anche i rapporti personali.

Per questo, se tenete a voi stessi, volete lavorare bene, allenarvi bene e avere un buon rapporto con le altre persone, ricordate sempre che dormire è un fattore fondamentale che migliorerà la vostra vita.

# L'allenamento

Passiamo ora a questa parte molto complessa che cercherò comunque di spiegare nel modo più semplice possibile.

Iniziamo con una premessa: ormai la base di ogni dieta, che sia per dimagrire o per aumentare la massa muscolare, è rappresentata dall'allenamento con i pesi (con attrezzi o a corpo libero). Questo permette di bruciare molte più calorie rispetto all'allenamento cardio (la corsa, camminata, nuoto ecc.) anche nelle ore successive al termine dell'allenamento e di preservare maggiormente la massa muscolare, precedentemente stimolata.

Parliamo ora di alcune nozioni base che ci serviranno più avanti, introducendo due termini che verranno ripetuti più volte: la ripetizione è un movimento che coinvolge uno o più gruppi muscolari. Facendo lo stesso movimento più volte consecutivamente componiamo un set (o serie).

Un esempio pratico: mi trovo davanti una scheda di allenamento e leggo "flessioni 3x10". Il numero 3 indica il numero di set, cioè andrò a fare questo esercizio 3 volte facendo ogni volta dieci ripetizioni del movimento indicato, in questo caso le flessioni. Dopo averne fatte dieci prendo una pausa e riprendo poi l'esercizio, iniziando così il secondo set. Eseguite altre dieci flessioni, mi fermo di nuovo e poi ricomincio, facendo il terzo e ultimo set. Proseguo poi con la scheda d'allenamento. Nei tre set ho totalizzato trenta ripetizioni, cioè ho ripetuto trenta volte il movimento delle flessioni.

L'allenamento proposto è studiato per ottenere dei buoni risultati senza doversi stressare eccessivamente, risparmiare tempo e permette di allenarsi a casa anche con poca attrezzatura.

Per fare in modo che sia efficace al massimo dobbiamo considerare alcuni punti:

- Deve avere come base alcuni esercizi multiarticolari che impegnano grosse masse muscolari (schiena, petto, quadricipiti, femorali ecc.), coinvolgendo più gruppi muscolari contemporaneamente. Grazie a questi esercizi riusciremo ad aumentare le calorie bruciate, a stimolare con un esercizio 2 o più gruppi muscolari e di conseguenza fare anche più fatica rispetto agli esercizi monoarticolari (cioè quelli che coinvolgono solo un muscolo, come i bicipiti o i tricipiti). Un discorso a sé va fatto per gli addominali, muscoli che molti bramano e che tentano di sviluppare facendo migliaia di crunch, senza considerare che la prima cosa da fare per avere un addome in vista è perdere il grasso corporeo che lo ricopre con la dieta.

- Deve essere svolto in multifrequenza. Ciò significa che dobbiamo allenare lo stesso gruppo muscolare più volte durante l'arco della settimana, da un minimo di due ad un massimo di quattro volte. Prendendo come esempio i muscoli della schiena, andremo a fare esercizi che li coinvolgano lunedì, mercoledì e venerdì. Allenare un muscolo una volta a settimana, porta inevitabilmente a dover aspettare molto più tempo per vedere dei risultati tangibili sul proprio fisico, senza avere la certezza che questo avvenga. Nelle schede di allenamento proposte più avanti, ogni gruppo muscolare verrà allenato tre volte a settimana.

- Dobbiamo progredire e aumentare il volume dell'allenamento. Per fare in modo che questo avvenga possiamo utilizzare diversi metodi. Di seguito vi propongo quelli più efficaci:

1) Aumentando ogni settimana di almeno una ripetizione tutti o una parte dei set che compongono l'allenamento. Ad

esempio, se la prima settimana riusciamo a fare sei flessioni, la seconda settimana dovremmo farne sette, la terza otto e così via.

2) Aumentando il numero di set che compongono l'allenamento. Ad esempio la prima settimana facciamo sei set di flessioni, la seconda sette, la terza otto e così via.

3) Aumentando il carico dell'esercizio. Ad esempio la prima settimana facciamo sei flessioni, la seconda settimana sei flessioni con un peso da un chilo sulla schiena, la terza settimana sei flessioni con un peso da due chili sulla schiena e così via.

Con il passare del tempo ci potrebbe risultare difficile progredire tutte le settimane, per questo dobbiamo attuare alcune tecniche per uscire dalla fase di stallo, se questa si protrae per almeno due / tre settimane:

1. Rivedere la dieta: è possibile che abbiamo abbassato troppo le calorie e il nostro corpo non è in grado di recuperare dagli allenamenti, oppure non ha sufficienti energie per svolgere gli esercizi. Può succedere anche di fare fatica perché ingeriamo troppe calorie prima di svolgere gli esercizi

oppure, al contrario, troppo poche, sentendoci stanchi e senza forze. Come ho detto sopra, personalmente preferisco allenarmi a digiuno, ma può essere una strategia non adatta a tutti.

2. Abbassare il volume dell'allenamento: è possibile che abbiamo esagerato con gli allenamenti, non abbiamo recuperato tra un set e un altro, oppure abbiamo portato gli esercizi a cedimento (abbiamo tentato di svolgere nei diversi set delle ripetizioni extra, sforzandoci al massimo senza riuscire però nemmeno a completare i movimenti per la stanchezza) nelle settimane precedenti, affaticando troppo il nostro sistema nervoso. Prendiamoci una settimana di pausa, in cui svolgeremo gli allenamenti facendo la metà dei set e delle ripetizioni che eseguiamo abitualmente. Torniamo poi alla nostra routine, tentando nuovamente di progredire.

3. Aumentare il volume dell'allenamento: è possibile che l'allenamento che eseguiamo non stimoli in maniera corretta il muscolo. Ciò accade ad esempio se eseguiamo un numero troppo basso di ripetizioni o di set, arrivando a fine allenamento senza sentirci minimamente affaticati.

4. Abbiamo bisogno di nuovi stimoli: portando avanti la stessa scheda di allenamento per troppo tempo, capita che il nostro

corpo abbia bisogno di nuovi esercizi, per riprendere il percorso di miglioramento.

# LE SCHEDE DI ALLENAMENTO E I CONSIGLI PER SVOLGERLI AL MEGLIO

In questo capitolo troveremo le schede di allenamento, introdotte però da alcune premesse:

- E' fondamentale non variare continuamente la scheda di allenamento, per permetterci di progredire su un determinato esercizio, limitando la possibilità che i movimenti vengano eseguiti in maniera scorretta.

- Il numero di ripetizioni da svolgere per ogni set è soggettivo. Ci sono persone che riescono ad iniziare facendo quattro flessioni consecutive e altre che riescono a farne solo una. È fondamentale terminare i set facendone il giusto numero, sentendo i muscoli lavorare senza eccessiva fatica, perché esagerare è controproducente. Con il passare delle settimane riusciremo a capire meglio il nostro corpo e come allenarci per migliorare il più possibile.

- Tentiamo di progredire in ogni fase in cui ci troviamo, che essa sia di aumento della massa muscolare o di dimagrimento. Questo ci permette nella prima fase di far crescere il muscolo il più possibile, e nella seconda di preservarlo al massimo.

- Iniziamo a considerare l'allenamento come un momento piacevole e di svago, durante il quale possiamo staccarci dalle preoccupazioni e dallo stress della nostra vita. Se proprio non abbiamo voglia di allenarci, pensiamo alla sensazione di benessere che proveremo dopo l'allenamento, ai cambiamenti fisici a cui arriveremo allenandoci costantemente e al fatto che allenarci ci porta ad un miglioramento della nostra salute in generale.

Alle donne che leggono questo libro voglio dire di non preoccuparsi di diventare eccessivamente muscolose, perché per avere muscoli molto sviluppati ci vogliono anni di duri allenamenti, diete seguite alla perfezione e l'aiuto dei farmaci anabolizzanti e della chirurgia estetica. Se seguirete le indicazioni fornite da questo libro, potrete avere un fisico armonioso e ridurre la percentuale di grasso corporeo.

Qui di seguito troviamo degli esempi di schede di allenamento.

Organizzeremo l'allenamento su 3 livelli:

1) Nel primo livello, il più semplice, pensato soprattutto per chi è alle prime armi. Ci basteranno due sedie, un bastone

(basta anche un manico di scopa resistente) e il nostro corpo.

2) Nel secondo livello invece introdurremo un attrezzo sempre per allenarci a corpo libero: la sbarra per le trazioni.

3) Nel terzo livello aggiungeremo alla sbarra anche le parallele.


Ogni livello conterrà quattro schede con le relative progressioni:

- Prima scheda: due coppie di esercizi da svolgere ognuna per sei set con venti secondi di pausa tra un set e l'altro. Da eseguire due volte a settimana.

- Seconda scheda: due coppie di esercizi diversi da quelli della prima scheda, da svolgere ognuna per sei set con venti secondi di pausa tra un set e l'altro. Da eseguire una volta a settimana.

Quando riusciremo ad eseguire quindici ripetizioni per ogni serie di esercizi, procederemo rispettivamente con la:

- Terza scheda: evoluzione degli esercizi della prima scheda, da eseguire due volte a settimana.

- Quarta scheda: evoluzione degli esercizi della seconda scheda, da eseguire una volta a settimana.

Utilizzeremo un allenamento jump set: ciò significa che per ogni esercizio sceglieremo due gruppi muscolari che accoppieremo.

Faremo un set del primo esercizio, seguito da un set del secondo e così via, con una pausa tra un set e l'altro di venti secondi, per un totale di dodici set (sei set per il primo gruppo muscolare e altri sei per il secondo).

In pratica, ad esempio, andremo a fare un set per schiena e bicipiti (trazioni alla sbarra), seguito da un set per petto e tricipiti (flessioni) con venti secondi di pausa tra un esercizio e l'altro, per un totale di sei serie per le trazioni e sei serie per le flessioni, quindi dodici serie in tutto.

Ancora più semplice: tre ripetizioni di trazioni alla sbarra, venti secondi di pausa, cinque flessioni, venti secondi di pausa, tre trazioni, venti secondi di pausa, cinque flessioni, venti secondi di pausa, tre trazioni, e così via per dodici volte totali.

Ho scelto questo tipo di allenamento per due motivi:
1. Ci permette in primis di risparmiare tempo sull'allenamento.

2. Riusciamo a mantenere una buona intensità, permettendoci allo stesso tempo di far riposare un gruppo muscolare, mentre l'altro svolge l'esercizio.

3. Essendo un allenamento ad alta intensità, dato il breve tempo di recupero, ci permette anche di sviluppare la parte cardiovascolare, migliorando le prestazioni del cuore, comportando anche un affaticamento minore nello svolgimento delle attività quotidiane.

Nulla vieta di fermarsi al primo livello o di utilizzare solo il secondo o il terzo livello. L'importante è rispettare i parametri segnati sopra e variare la scheda di allenamento quando non si riesce più a progredire.

# PRIMO LIVELLO

Questo livello è fatto per quelle persone che non hanno attrezzatura per allenarsi e che non vogliono acquistarla. Andremo perciò ad utilizzare come "attrezzi" solo due sedie e un bastone (si può utilizzare anche il manico della scopa).

L'allenamento è composto da tre sessioni settimanali e cercheremo di aumentare gradualmente il numero di ripetizioni di settimana in settimana.

Le ripetizioni per ogni esercizio sono soggettive: ci sono persone più allenate, che praticano sport regolarmente, e dunque riusciranno a partire con un numero di ripetizioni già elevato, e persone che invece, partendo da zero, dovranno iniziare con un numero di ripetizioni molto basso. Qualunque sia la nostra base di partenza, con il tempo i nostri movimenti miglioreranno e riusciremo a prendere confidenza anche con quegli esercizi che all'inizio potevano sembrarci impossibili da eseguire.

Per progredire di settimana in settimana, vi consiglio di aumentare di una ripetizione ogni set di tutti gli esercizi; se questo vi risulta troppo difficile, cercate di aumentare di una ripetizione almeno tre o quattro dei sei set di ogni esercizio. Quando riusciremo ad eseguire senza fatica e nella maniera corretta quindici ripetizioni di un esercizio, possiamo sostituirlo con la relativa progressione.

Gradualmente potremo anche aumentare il numero di set, portandoli da sei a sette, poi a otto e così via, per dare maggiori stimoli ai nostri muscoli, migliorare ulteriormente il sistema cardiovascolare e nel caso anche per uscire dalle fasi di stallo della progressione.

Ricordiamoci sempre di evitare di andare a cedimento, allenandoci affinché alla fine di ogni set la stanchezza non sia eccessiva, evitando di fare ripetizioni incomplete e mantenendo sempre una forma corretta nel movimento.

Riassumo nuovamente: l'allenamento sarà composto da quattro esercizi accoppiati a due a due; per ogni coppia di esercizi dovremo fare sei serie per esercizio, per un totale di ventiquattro set.

Al termine troverete anche un esercizio extra con la relativa progressione per i polpacci. Possiamo eseguirlo quando vogliamo, e ovviamente svolgendolo con costanza riusciremo a ottenere dei buoni risultati in termini di sviluppo di questo muscolo, il quale viene anche stimolato indirettamente dagli altri esercizi per le gambe. Consiglio di farne cinque serie, tenendo un numero di ripetizioni elevato con un riposo di venti secondi tra un set e l'altro. Quando saremo arrivati a sessanta ripetizioni per ogni serie, modifichiamo l'esercizio con la rispettiva progressione.

Prima dell'allenamento consiglio di fare un po' di stretching dinamico (qualche movimento che possa coinvolgere tutta la nostra muscolatura per riscaldarla), un po' di corsa con delle rotazioni delle braccia per 5/10 minuti o anche degli esercizi a corpo libero che ci risultano semplici da eseguire, come delle flessioni o squat a corpo libero.

Prima di utilizzare qualsiasi strumento per il vostro allenamento, controllatene la stabilità e l'integrità al fine di evitare infortuni.

Per altri esempi di esercizi e immagini più dettagliate, seguimi sulla pagina Instagram "il_fitness_per_tutti_".

# Primo allenamento, da eseguire due volte a settimana (lunedì, venerdì)

PRIMA COPPIA ESERCIZI

## PRIMO ESERCIZIO: TRAZIONI CON BASTONE

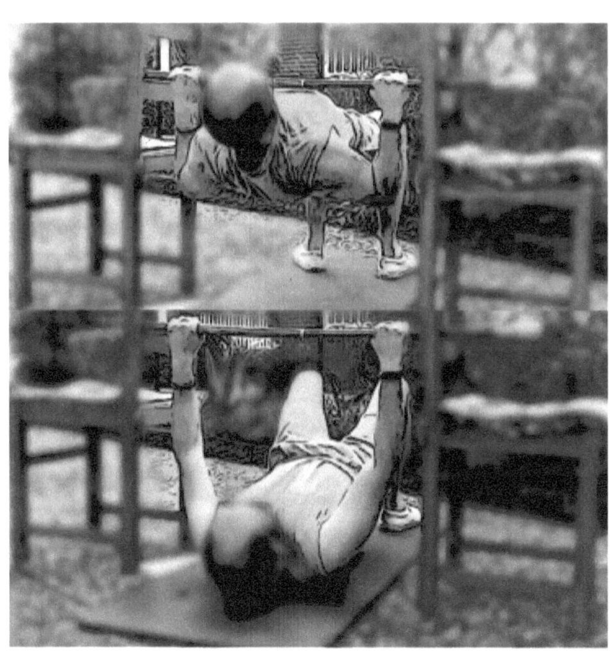

Esercizio per dorsali e bicipiti: posizionate un bastone tra 2 sedie (verificandone la stabilità), e per una maggiore sicurezza legatelo da ambo i lati, facendo un cappio con una corda.

Partiamo afferrando il bastone con i palmi delle mani rivolti verso di esso, presa poco più larga delle spalle, piedi ben poggiati a terra e schiena che mantiene la sua curvatura naturale.

Tiriamo con le braccia il nostro corpo verso la sbarra facendo in modo che alla fine del movimento il petto tocchi quasi la sbarra.

# SECONDO ESERCIZIO: FLESSIONI CON GINOCCHIA APPOGGIATE A TERRA

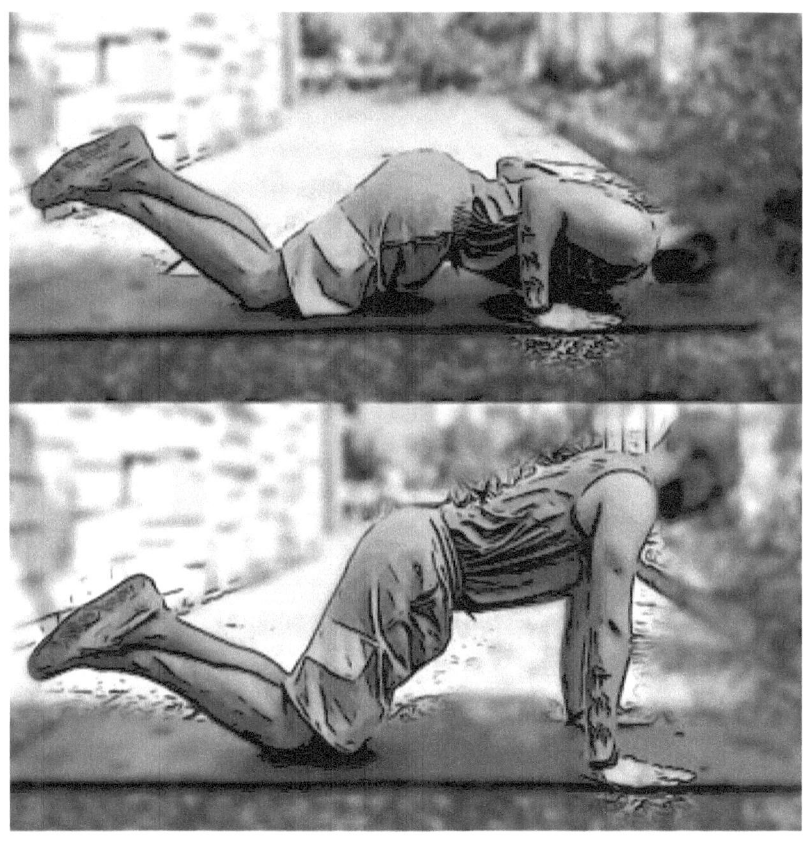

Esercizio per petto, spalle e tricipiti: partiamo poggiando le ginocchia su un tappetino, braccia completamente distese, palmi delle mani che premono sul tappetino, schiena che mantiene la sua curvatura naturale.

Pieghiamo quindi le braccia abbassando la parte superiore del corpo, toccando quasi il pavimento con il petto alla fine del movimento.

Spingere poi con le braccia per riportarci nella posizione di partenza.


Per entrambi gli esercizi e per tutti quelli che seguiranno, la fase nella quale ci riportiamo nella posizione di partenza (detta fase eccentrica, per esempio quando distendiamo le braccia dopo aver tirato il nostro corpo verso il bastone), deve essere svolta più lentamente (3-4 secondi) ed è la fase in cui dobbiamo inspirare, mentre la fase in cui svolgiamo il movimento vero e proprio (fase concentrica, per esempio quando tiriamo il nostro corpo verso il bastone), deve essere svolto più velocemente (1-2 secondi) ed è la fase in cui dobbiamo espirare.

# SECONDA COPPIA DI ESERCIZI

## PRIMO ESERCIZIO: SQUAT

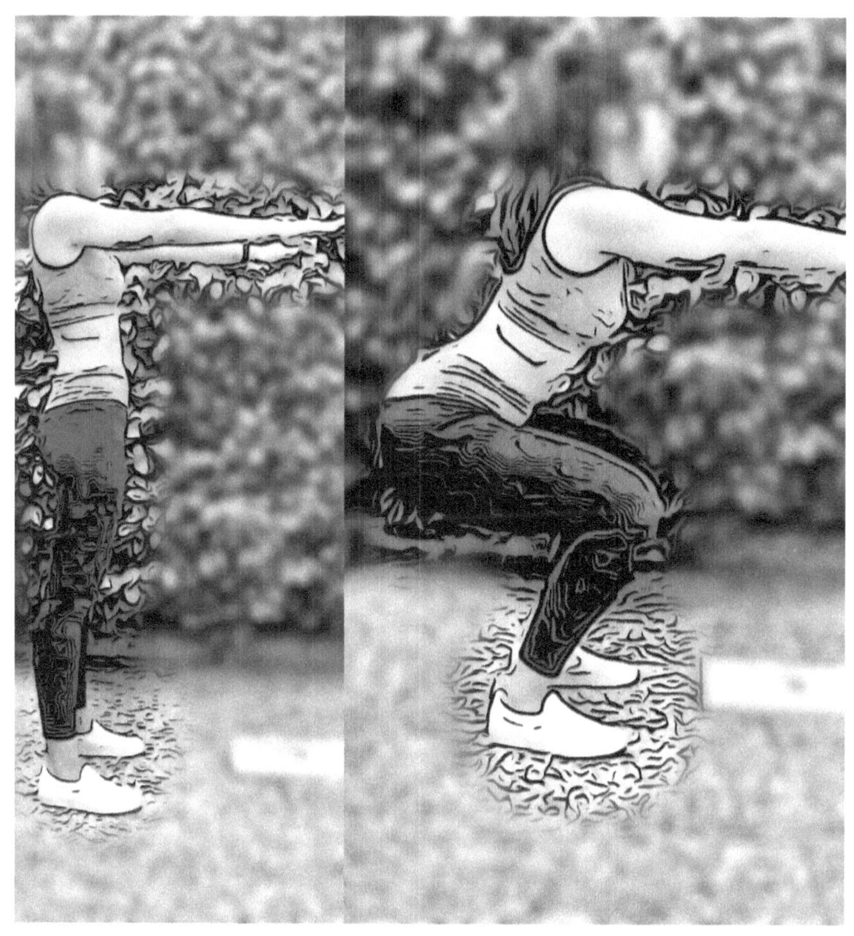

Esercizio per i muscoli delle gambe: iniziamo in piedi, braccia sollevate e parallele al suolo, piedi leggermente più divaricati rispetto alla larghezza delle spalle con le punte rivolte leggermente verso l'esterno, sguardo in avanti.

Inspiriamo lentamente ed iniziamo ad abbassarci portando indietro i glutei, fino a quando le cosce saranno parallele al suolo e, se riusciamo, anche un po' di più.

Assicuriamoci che la schiena mantenga la sua curvatura naturale e che le ginocchia rimangano stabili per tutto il movimento.

Risolleviamoci poi fino alla posizione di partenza, espirando ed evitando che le ginocchia siano completamente distese alla fine per non procurarci infortuni.

# SECONDO ESERCIZIO: LEG RAISES (SOLLEVAMENTI DELLE GAMBE) SDRAIATI

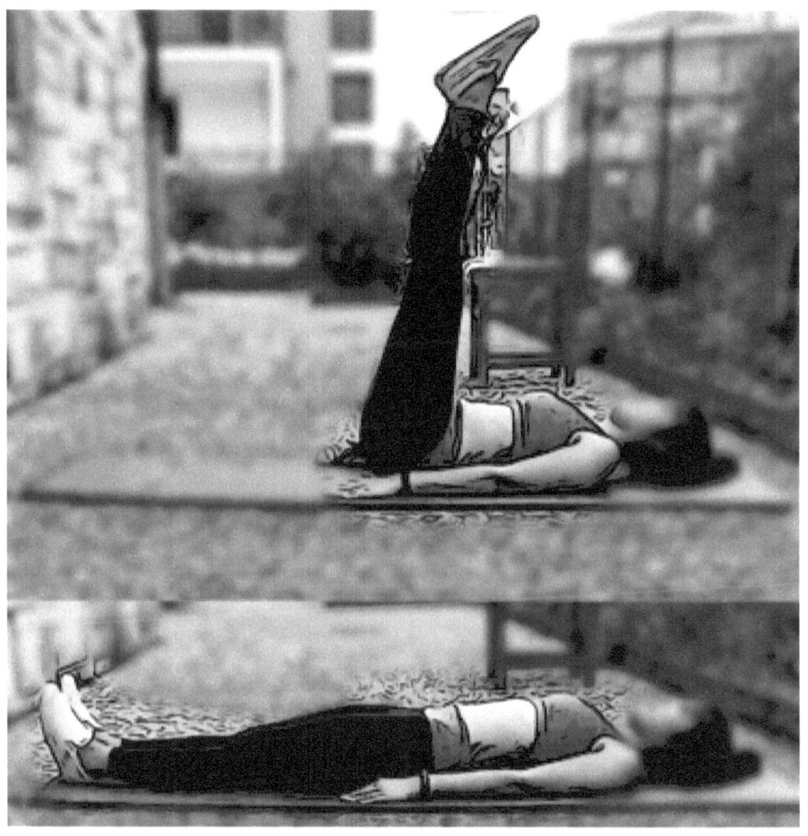

Esercizio per gli addominali: iniziamo da sdraiati, braccia lungo il busto, gambe distese, schiena poggiata a terra.

Solleviamo quindi le gambe fino a formare un angolo di 90 gradi con il busto.

Riabbassiamoci fino a toccare quasi il pavimento con i talloni e ripetiamo il movimento.

# ESERCIZIO EXTRA: POLPACCI CON PUNTE DEI PIEDI SU RIALZO

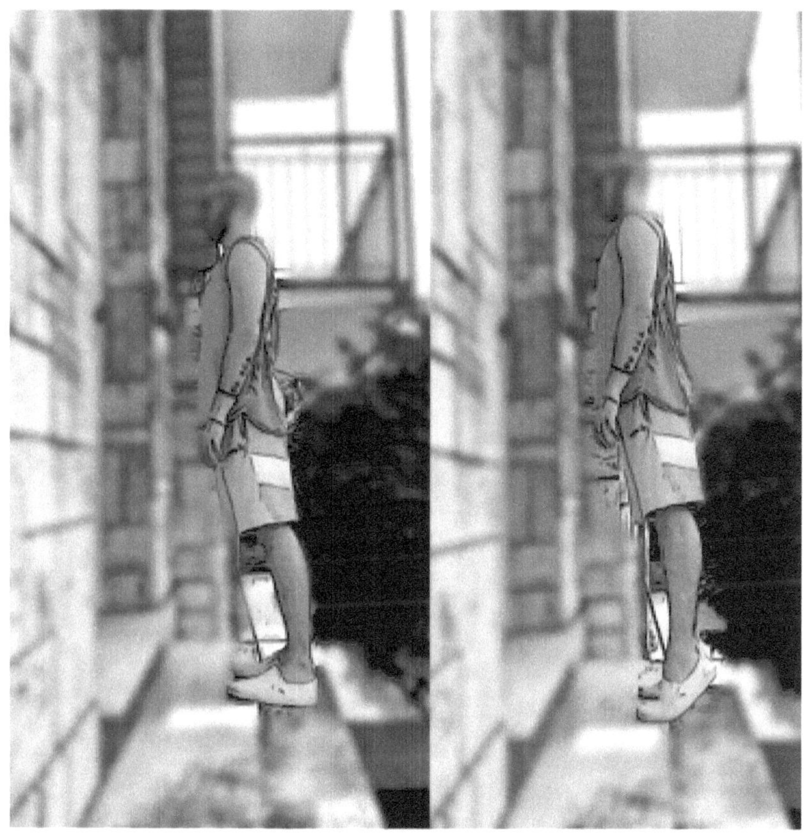

Iniziamo in posizione eretta con le punte dei piedi appoggiate su un rialzo (ad esempio uno scalino) e una mano che afferra un sostegno.

Flettiamo le gambe portando il calcagno sotto il livello del rialzo e poi con un movimento esplosivo estendiamole fino alla massima contrazione del polpaccio.

Teniamo un numero elevato di ripetizioni per cinque set e modifichiamo l'esercizio solo quando saremo in grado di fare sessanta ripetizioni per tutte le serie.

# TABELLA RIASSUNTIVA CON PROGRESSIONE

Di seguito viene proposto un esempio pratico di come dovrebbe essere strutturato l'allenamento.

Come già rimarcato, evitiamo sempre di andare a cedimento, e il movimento deve essere fluido.

Al termine dell'allenamento fate un po' di stretching per favorire il rilassamento e il recupero muscolare.

Successivamente troverete un'altra tabella con la progressione di questo allenamento. Per rendere il tutto più semplice, ho costruito la progressione aggiungendo una ripetizione alla settimana ad ogni esercizio, ma ricordiamoci che il volume di allenamento - e quindi la progressione - può avvenire anche con un aumento delle serie totali (per esempio passando gradualmente da sei serie a sette), oppure aumentando il sovraccarico (ad esempio indossando un giubbotto zavorrato o delle cavigliere quando eseguiamo degli esercizi a corpo libero).

# Prima settimana del primo allenamento, da eseguire due giorni a settimana (teoricamente lunedì e venerdì)

| Prima coppia esercizi | | | | |
|---|---|---|---|---|
| Numero di serie | Trazioni con bastone | Tempo di pausa | Flessioni ginocchia a terra | Tempo di pausa |
| Serie 1 | 3 ripetizioni | 20 secondi | 4 ripetizioni | 20 secondi |
| Serie 2 | 3 ripetizioni | 20 secondi | 4 ripetizioni | 20 secondi |
| Serie 3 | 3 ripetizioni | 20 secondi | 4 ripetizioni | 20 secondi |
| Serie 4 | 3 ripetizioni | 20 secondi | 4 ripetizioni | 20 secondi |
| Serie 5 | 3 ripetizioni | 20 secondi | 4 ripetizioni | 20 secondi |
| Serie 6 | 3 ripetizioni | 20 secondi | 4 ripetizioni | 20 secondi |
| Abbiamo finito le 6 serie dei primi 2 esercizi accoppiati | Prendiamo 2 minuti di pausa adesso | Finiti i 2 minuti di pausa iniziamo i 6 set della seconda coppia di esercizi | | |
| Secondo coppia esercizi | | | | |
| Numero di serie | Squat | Tempo di pausa | Leg raises | Tempo di pausa |
| Serie 1 | 6 ripetizioni | 20 secondi | 5 ripetizioni | 20 secondi |
| Serie 2 | 6 ripetizioni | 20 secondi | 5 ripetizioni | 20 secondi |
| Serie 3 | 6 ripetizioni | 20 secondi | 5 ripetizioni | 20 secondi |
| Serie 4 | 6 ripetizioni | 20 secondi | 5 ripetizioni | 20 secondi |
| Serie 5 | 6 ripetizioni | 20 secondi | 5 ripetizioni | 20 secondi |
| Serie 6 | 6 ripetizioni | 20 secondi | 5 ripetizioni | 20 secondi |
| Eventualmente esercizio per i polpacci | Finito l'allenamento facciamo un po' di stretching | | | |

# SECONDA SETTIMANA DEL PRIMO ALLENAMENTO CON PROGRESSIONE

Riprendendo la tabella precedente, aggiungiamo una ripetizione ad ogni serie, progredendo in questo modo di settimana in settimana, fino a raggiungere quindici ripetizioni. A quel punto potremo sostituire gli esercizi indicati con le rispettive varianti più complesse (presentate più avanti). Non è detto che arriveremo a quindici ripetizioni contemporaneamente per tutti gli esercizi, per questo è possibile che alcuni verranno sostituiti prima e altri dopo. Se non riusciamo ad aumentare di una ripetizione ogni serie, cerchiamo di aggiungerne una per almeno due o tre set di ogni esercizio a settimana.

| Prima coppia esercizi | | | | |
| --- | --- | --- | --- | --- |
| Numero di serie | Trazioni con bastone | Tempo di pausa | Flessioni ginocchia a terra | Tempo di pausa |
| Serie 1 | 4 ripetizioni | 20 secondi | 5 ripetizioni | 20 secondi |
| Serie 2 | 4 ripetizioni | 20 secondi | 5 ripetizioni | 20 secondi |
| Serie 3 | 4 ripetizioni | 20 secondi | 5 ripetizioni | 20 secondi |
| Serie 4 | 4 ripetizioni | 20 secondi | 4 ripetizioni | 20 secondi |
| Serie 5 | 4 ripetizioni | 20 secondi | 4 ripetizioni | 20 secondi |
| Serie 6 | 4 ripetizioni | 20 secondi | 4 ripetizioni | 20 secondi |
| Abbiamo finito le 6 serie dei primi 2 esercizi accoppiati | Prendiamo 2 minuti di pausa adesso | Finiti i 2 minuti di pausa iniziamo i 6 set della seconda coppia di esercizi | | |

| Secondo coppia esercizi | | | | |
| --- | --- | --- | --- | --- |
| Numero di serie | Squat | Tempo di pausa | Leg raises | Tempo di pausa |
| Serie 1 | 7 ripetizioni | 20 secondi | 6 ripetizioni | 20 secondi |
| Serie 2 | 7 ripetizioni | 20 secondi | 6 ripetizioni | 20 secondi |
| Serie 3 | 7 ripetizioni | 20 secondi | 6 ripetizioni | 20 secondi |
| Serie 4 | 7 ripetizioni | 20 secondi | 6 ripetizioni | 20 secondi |
| Serie 5 | 6 ripetizioni | 20 secondi | 6 ripetizioni | 20 secondi |
| Serie 6 | 6 ripetizioni | 20 secondi | 6 ripetizioni | 20 secondi |
| Eventualmente esercizio per i polpacci | Finito l'allenamento facciamo un po' di stretching | | | |

# PROGRESSIONE DEL PRIMO ALLENAMENTO

Di seguito trovate la progressione dell'allenamento uno: quando riusciremo a fare quindici ripetizioni degli esercizi visti precedentemente in maniera perfetta, andremo a sostituirli con quelli presentati di seguito, il cui tasso di difficoltà è maggiore.

E' possibile sostituire gli esercizi dell'allenamento uno anche quando non riusciamo a progredire e abbiamo bisogno di nuovi stimoli. Se non riusciamo a completare le quindici ripetizioni - ovviamente svolgere dei movimenti più complessi porta a utilizzare inizialmente un numero di ripetizioni molto basso -, non preoccupiamoci perché di settimana in settimana progrediremo.

# PRIMO ALLENAMENTO DELLA PROGRESSIONE

## PRIMA COPPIA DI ESERCIZI

### PRIMO ESERCIZIO DELLA PROGRESSIONE: TRAZIONI CON BASTONE CON PIEDI SU RIALZO

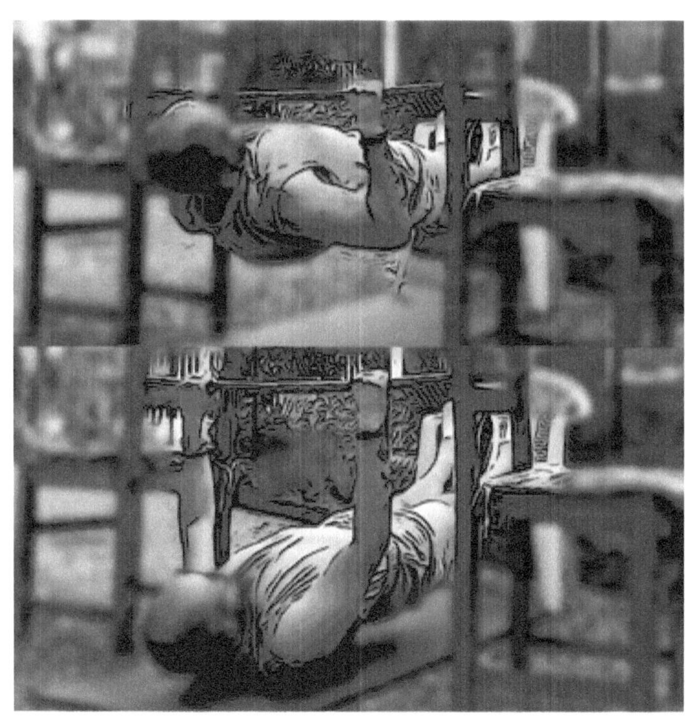

Progressione dell'esercizio *trazioni con bastone*: per questo esercizio valgono le stesse regole delle *trazioni con bastone*, l'unica differenza sta nel fatto che i talloni poggeranno su un rialzo e i piedi non saranno più a terra. Per il rialzo si può utilizzare uno sgabello, il divano o anche un tavolo non troppo alto, l'importante è che l'oggetto sia stabile. L'altezza di questo dovrebbe essere più o meno pari a quella dei rialzi utilizzati per poggiare il bastone. Più il rialzo è basso, più l'esercizio è semplice da eseguire e nulla vieta di partire da un'altezza, per poi aumentarla gradualmente, variando quindi anche lo stimolo muscolare che ci permetta di avere una "progressione nella progressione".

Bisogna prestare molta attenzione al momento in cui poggiamo i piedi sul rialzo e quando li riappoggiamo a terra per evitare infortuni.

# SECONDO ESERCIZIO DELLA PROGRESSIONE: FLESSIONI

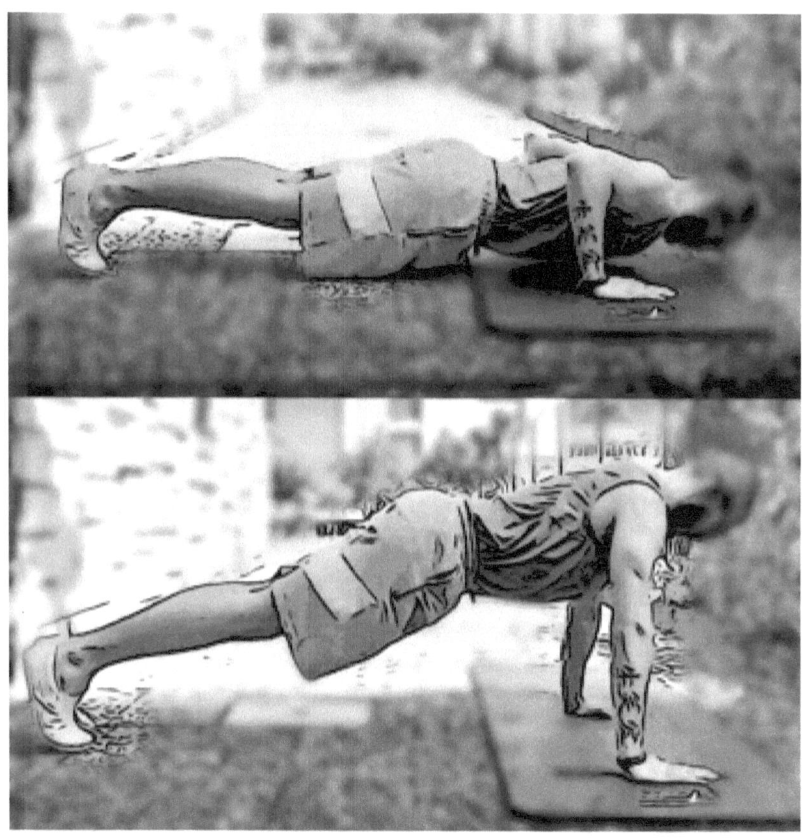

Progressione dell'esercizio *flessioni con ginocchia a terra*

Per questo esercizio valgono le stesse regole delle *flessioni con ginocchia a terra*.

L'unica differenza sta nel fatto che sono le punte dei piedi a poggiare a terra e non più le ginocchia.

# SECONDA COPPIA DI ESERCIZI

## PRIMO ESERCIZIO DELLA PROGRESSIONE: SQUAT CON APPOGGIO SU RIALZO BASSO

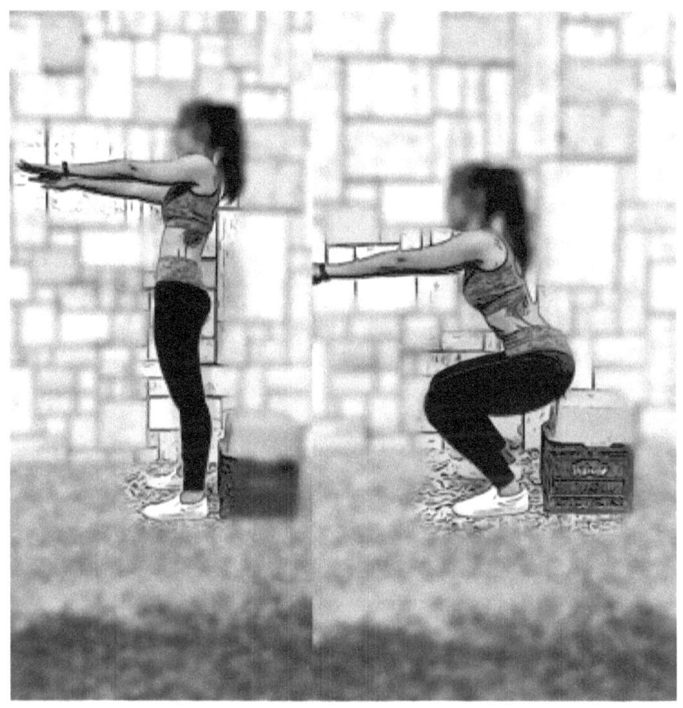

Progressione dello *squat* : per questo esercizio valgono le stesse regole dello *squat*. L'unica differenza sta nell'utilizzo di un rialzo basso, sul quale poggeremo i glutei al termine del movimento per un paio di secondi prima di rialzarci, ottenendo così un aumento del tasso di difficoltà dell'esercizio.

# SECONDO ESERCIZIO DELLA PROGRESSIONE: CRUNCH

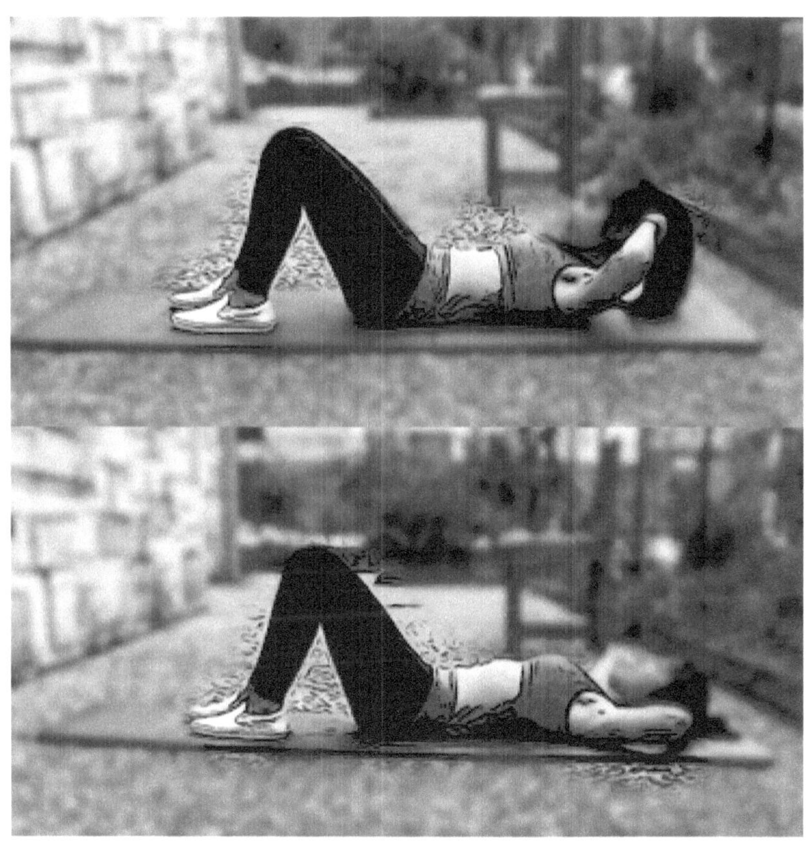

Esercizio per gli addominali: iniziamo supini con le ginocchia piegate e i piedi aderenti al suolo, mani dietro la testa appoggiate sul collo con le dita incrociate.

Portiamo il tronco in avanti di circa trenta/quaranta gradi (quanto basta per stimolare al massimo questo muscolo), evitando di tirare in avanti la testa con le mani.

# PROGRESSIONE ESERCIZIO EXTRA: POLPACCI CON PUNTA DEI PIEDI SU RIALZO, UNA GAMBA ALLA VOLTA

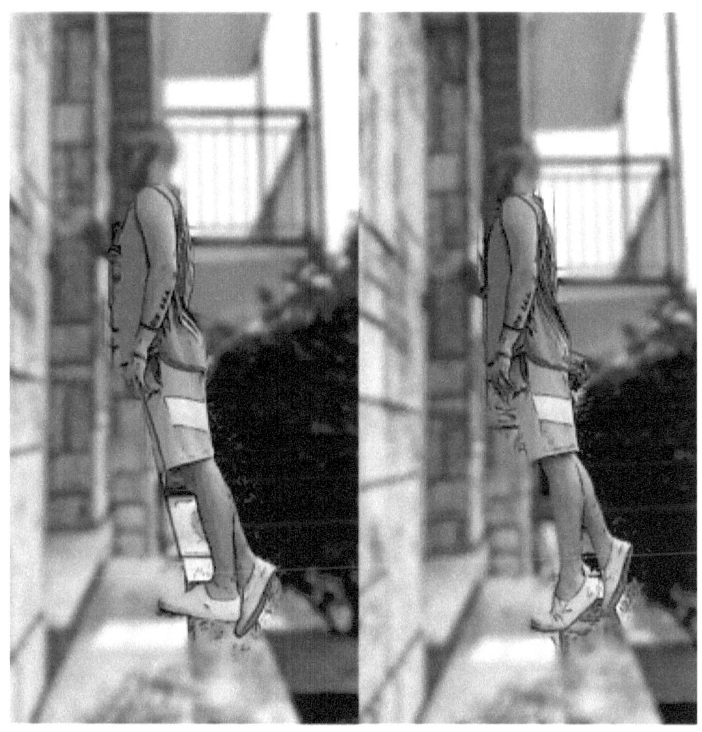

Per questo esercizio valgono le stesse regole dei *polpacci con punte dei piedi su rialzo.*

L'unica differenza sta nel fatto che il movimento verrà svolto con una gamba per volta.

# Secondo allenamento della settimana, da eseguire una volta (teoricamente mercoledì)

## PRIMA COPPIA DI ESERCIZI

### PRIMO ESERCIZIO: TRAZIONI CON BASTONE PRESA INVERSA

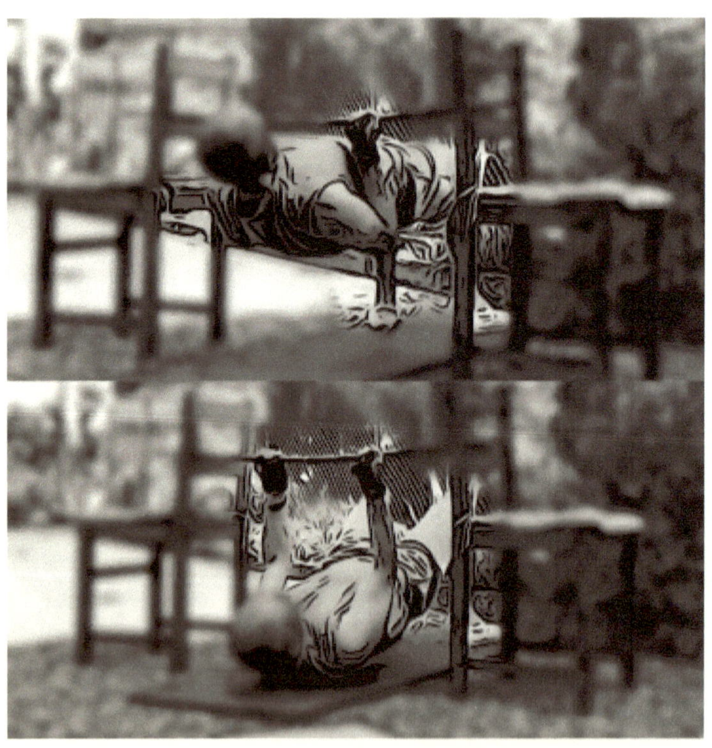

Esercizio per bicipiti e dorsali: posizioniamo il bastone tra due sedie, verificandone la stabilità, per evitare il rischio che scivoli e per stabilizzarlo maggiormente leghiamolo da ambo i lati delle sedie con una corda.

Per questo esercizio valgono le stesse regole viste per le *trazioni con bastone*.

Le uniche differenze stanno nel fatto che i palmi delle mani saranno rivolti verso di noi e non più verso il bastone e che la distanza delle mani sarà inferiore rispetto alla larghezza delle spalle.

Più le gambe sono distese, più la difficoltà dell'esercizio aumenta.

# SECONDO ESERCIZIO: DISTENSIONE TRICIPITI CON SEDIA

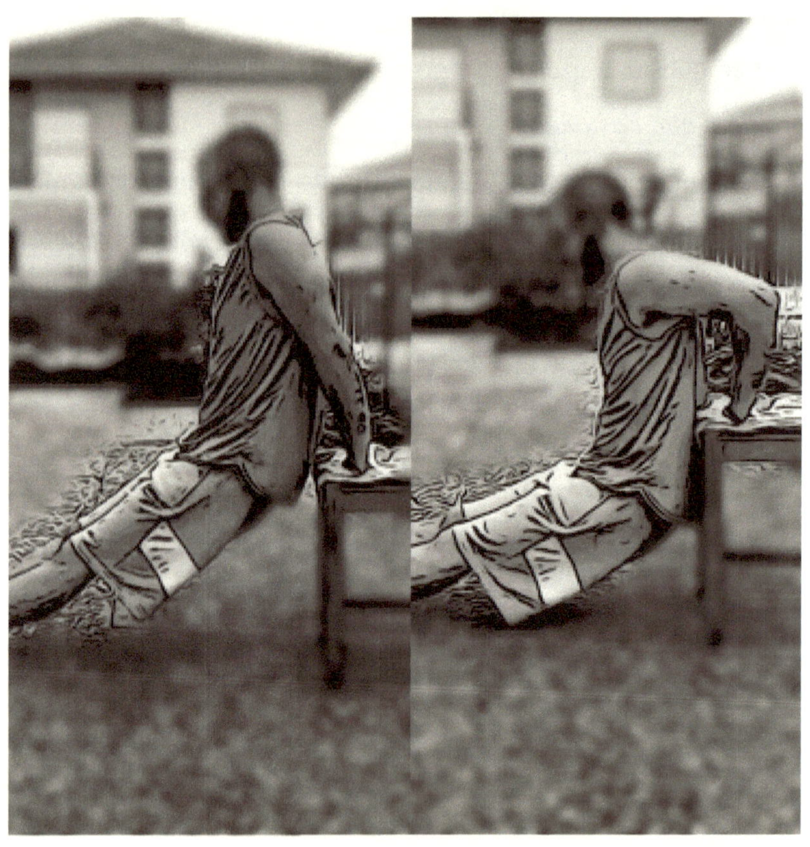

Esercizio per petto, spalle e tricipiti: prendiamo una sedia resistente e sistemiamola dietro di noi.

Posizioniamoci poggiando i palmi delle mani sul bordo del lato orizzontale della sedia, distendendo completamente le braccia e portando le gambe in avanti.

A questo punto abbassiamo il busto fino a che i gomiti saranno circa all'altezza delle spalle, evitando di spingerli verso l'esterno.

Risolleviamoci poi fino alla posizione di partenza.

Le gambe possono essere piegate (l'esercizio risulterà più semplice) o completamente distese.

# SECONDA COPPIA DI ESERCIZI

# PRIMO ESERCIZIO: AFFONDI

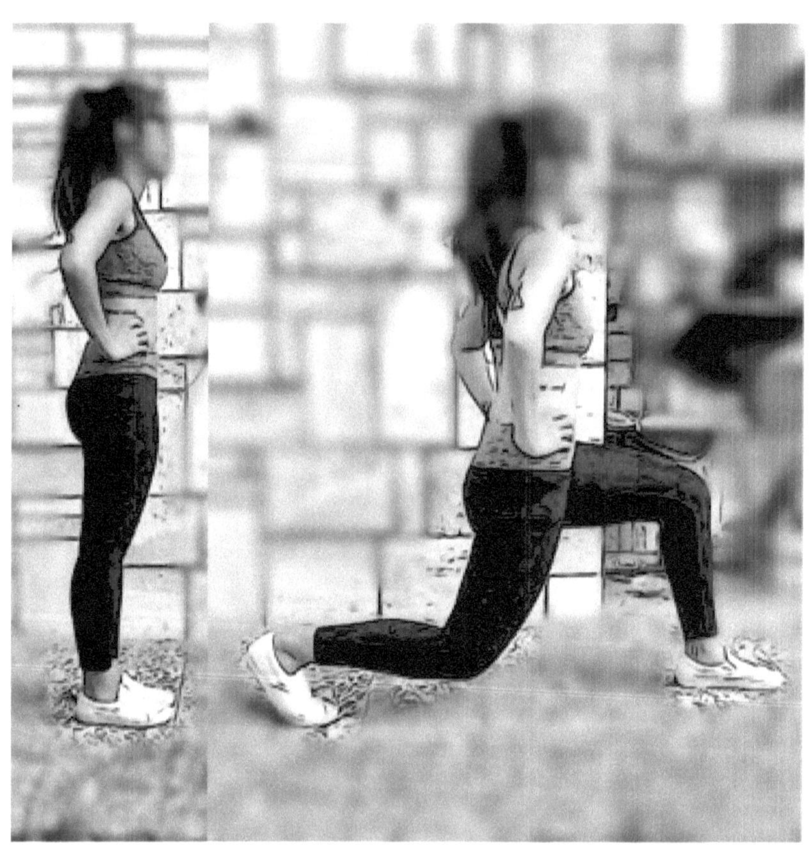

Esercizio per i muscoli delle gambe: iniziamo in posizione eretta, schiena dritta e piedi appoggiati a terra.

Portiamo in avanti la gamba sinistra e pieghiamo la gamba destra, facendo in modo che il ginocchio tocchi quasi il suolo, manteniamo la schiena dritta ed evitiamo che il ginocchio delle gamba in avanti superi la punta del piede per evitare infortuni.

A questo punto ci riportiamo nella posizione di partenza, sentendo la spinta del piede sinistro a terra.

Eseguiamo prima tutte le ripetizioni che riusciamo per la gamba sinistra e facciamo poi lo stesso movimento e lo stesso numero di ripetizioni per l'altra gamba.

# SECONDO ESERCIZIO: CRUNCH CON TOCCO DELLE CAVIGLIE

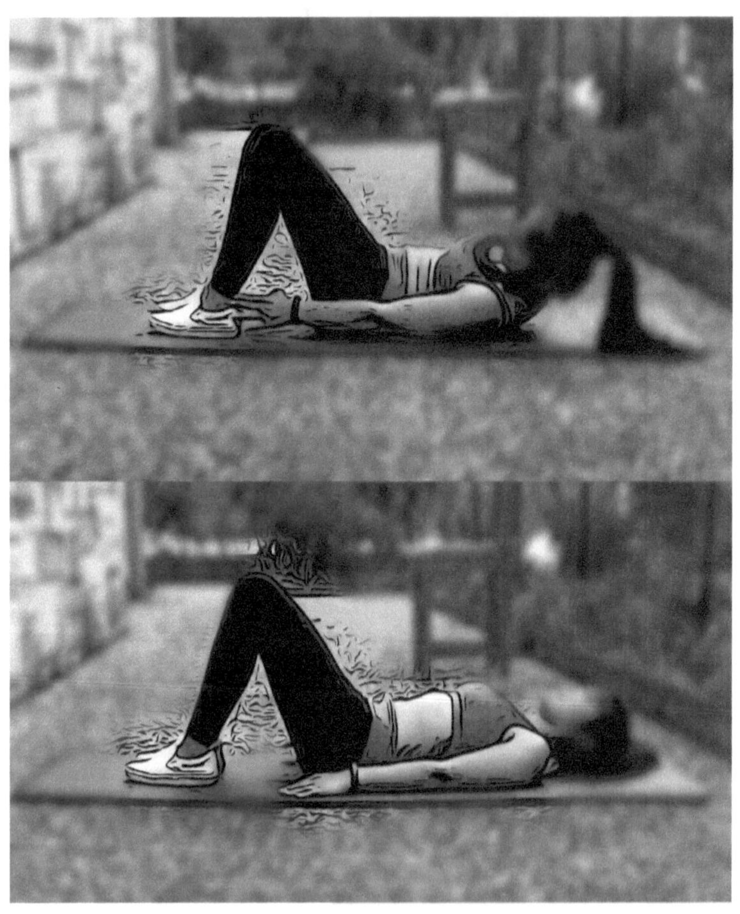

Esercizio per gli addominali: iniziamo da sdraiati a terra, supini con le braccia lungo il corpo, piedi e palmi delle mani appoggiati a terra, ginocchia piegate.

Solleviamo la testa e le spalle da terra e allunghiamo prima il braccio destro e poi il sinistro, cercando di toccare le caviglie con i palmi delle mani (è proprio da questi che parte il movimento e non dalla testa, la cui posizione deve rimanere stabile).

Anche al termine di questo allenamento possiamo aggiungere cinque set di *polpacci con punte dei piedi su rialzo*.

# TABELLA RIASSUNTIVA CON PROGRESSIONE

Riporto qui sotto un esempio pratico per farvi capire meglio come impostarlo e come progredire. Anche qui, quando raggiungeremo quindici ripetizioni di un esercizio, dobbiamo modificarlo con quello più complesso.

| Prima coppia esercizi | | | | |
|---|---|---|---|---|
| Numero di serie | Trazioni con bastone presa inversa | Tempo di pausa | Distensioni tricipiti con sedia | Tempo di pausa |
| Serie 1 | 2 ripetizioni | 20 secondi | 3 ripetizioni | 20 secondi |
| Serie 2 | 2 ripetizioni | 20 secondi | 3 ripetizioni | 20 secondi |
| Serie 3 | 2 ripetizioni | 20 secondi | 3 ripetizioni | 20 secondi |
| Serie 4 | 2 ripetizioni | 20 secondi | 3 ripetizioni | 20 secondi |
| Serie 5 | 2 ripetizioni | 20 secondi | 3 ripetizioni | 20 secondi |
| Serie 6 | 2 ripetizioni | 20 secondi | 3 ripetizioni | 20 secondi |
| | | | | |
| Abbiamo finito le 6 serie dei primi 2 esercizi accoppiati | Prendiamo 2 minuti di pausa adesso | Finiti i 2 minuti di pausa iniziamo i 6 set della seconda coppia di esercizi | | |
| | | | | |
| Secondo coppia esercizi | | | | |
| Numero di serie | Affondi | Tempo di pausa | Crunch con tocco caviglie | Tempo di pausa |
| Serie 1 | 5 ripetizioni per lato | 20 secondi | 4 ripetizioni per lato | 20 secondi |
| Serie 2 | 5 ripetizioni per lato | 20 secondi | 4 ripetizioni per lato | 20 secondi |
| Serie 3 | 5 ripetizioni per lato | 20 secondi | 4 ripetizioni per lato | 20 secondi |
| Serie 4 | 5 ripetizioni per lato | 20 secondi | 4 ripetizioni per lato | 20 secondi |
| Serie 5 | 5 ripetizioni per lato | 20 secondi | 4 ripetizioni per lato | 20 secondi |
| Serie 6 | 5 ripetizioni per lato | 20 secondi | 4 ripetizioni per lato | 20 secondi |
| Eventualmente esercizio per i polpacci | Finito l'allenamento facciamo un po' di stretching | | | |

# SECONDA SETTIMANA ALLENAMENTO CON PROGRESSIONE

Riprendendo la prima settimana dell'allenamento numero due, cerchiamo di aumentare ogni serie di ogni esercizio di almeno una ripetizione. Se non ci riusciamo, cerchiamo comunque di aumentare di una ripetizione almeno due o tre set.

| Prima coppia esercizi | | | | |
|---|---|---|---|---|
| Numero di serie | Trazioni con bastone presa inversa | Tempo di pausa | Distensioni tricipiti con sedia | Tempo di pausa |
| Serie 1 | 3 ripetizioni | 20 secondi | 4 ripetizioni | 20 secondi |
| Serie 2 | 3 ripetizioni | 20 secondi | 4 ripetizioni | 20 secondi |
| Serie 3 | 3 ripetizioni | 20 secondi | 4 ripetizioni | 20 secondi |
| Serie 4 | 2 ripetizioni | 20 secondi | 4 ripetizioni | 20 secondi |
| Serie 5 | 2 ripetizioni | 20 secondi | 4 ripetizioni | 20 secondi |
| Serie 6 | 2 ripetizioni | 20 secondi | 4 ripetizioni | 20 secondi |
| Abbiamo finito le 6 serie dei primi 2 esercizi accoppiati | Prendiamo 2 minuti di pausa adesso | Finiti i 2 minuti di pausa iniziamo i 6 set della seconda coppia di esercizi | | |

| Secondo coppia esercizi | | | | |
|---|---|---|---|---|
| Numero di serie | Affondi | Tempo di pausa | Crunch con tocco caviglie | Tempo di pausa |
| Serie 1 | 6 ripetizioni per lato | 20 secondi | 5 ripetizioni per lato | 20 secondi |
| Serie 2 | 6 ripetizioni per lato | 20 secondi | 5 ripetizioni per lato | 20 secondi |
| Serie 3 | 6 ripetizioni per lato | 20 secondi | 5 ripetizioni per lato | 20 secondi |
| Serie 4 | 6 ripetizioni per lato | 20 secondi | 5 ripetizioni per lato | 20 secondi |
| Serie 5 | 6 ripetizioni per lato | 20 secondi | 5 ripetizioni per lato | 20 secondi |
| Serie 6 | 6 ripetizioni per lato | 20 secondi | 5 ripetizioni per lato | 20 secondi |
| Eventualmente esercizio per i polpacci | Finito l'allenamento facciamo un po' di stretching | | | |

# PROGRESSIONE DEL SECONDO ALLENAMENTO

Di seguito trovate la progressione dell'allenamento due: ciò significa che quando riusciremo a fare quindici ripetizioni degli esercizi visti sopra in maniera perfetta, andremo a sostituirli con quelli presentati di seguito, il cui tasso di difficoltà è maggiore. E' possibile modificare gli esercizi dell'allenamento due anche quando non riusciamo a progredire con questi e abbiamo bisogno di nuovi stimoli. Se non riusciamo a completare le quindici ripetizioni, - ovviamente svolgere dei movimenti più complessi porta a svolgere inizialmente un numero di ripetizioni molto basso -, non preoccupiamoci perché di settimana in settimana progrediremo.

# PRIMO ALLENAMENTO DELLA PROGRESSIONE

## PRIMA COPPIA ESERCIZI

### PRIMO ESERCIZIO DELLA PROGRESSIONE: TRAZIONI CON

# BASTONE PRESA INVERSA CON PIEDI SU RIALZO

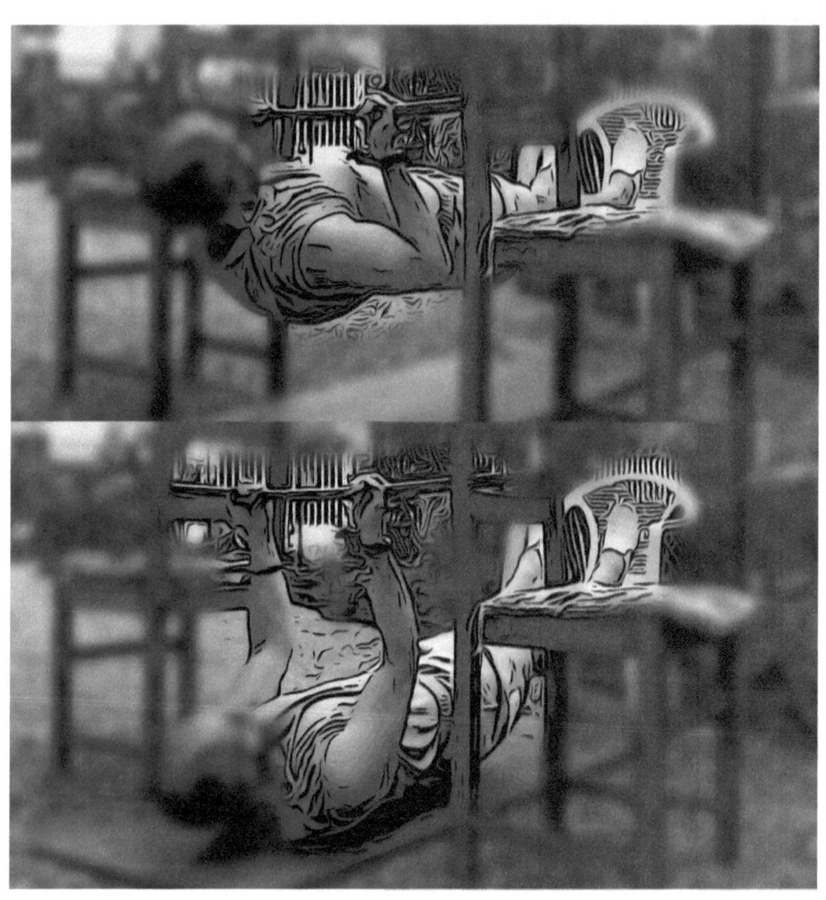

Progressione dell'esercizio *trazioni con bastone presa inversa*. Per questo esercizio valgono le stesse regole viste per l'esercizio *trazioni con bastone presa inversa*, ad eccezione dei talloni che poggeranno su un rialzo e i piedi non saranno più a terra. Per il rialzo si può utilizzare uno sgabello, il divano o anche un tavolo non troppo alto, l'importante è che l'oggetto che scegliamo sia stabile. L'altezza di questo dovrebbe essere più o meno pari a quella dei rialzi utilizzati per poggiare il bastone. Più il rialzo è basso, più l'esercizio è semplice da eseguire e nulla vieta di partire da un'altezza per poi aumentarla gradualmente, variando quindi anche lo stimolo muscolare e permettendoci di avere una "progressione nella progressione".

Bisogna prestare molta attenzione nel momento in cui poggiamo i piedi sul rialzo e quando li riappoggiamo a terra, al fine di evitare infortuni.

# SECONDO ESERCIZIO DELLA PROGRESSIONE: DIPS SEDIE

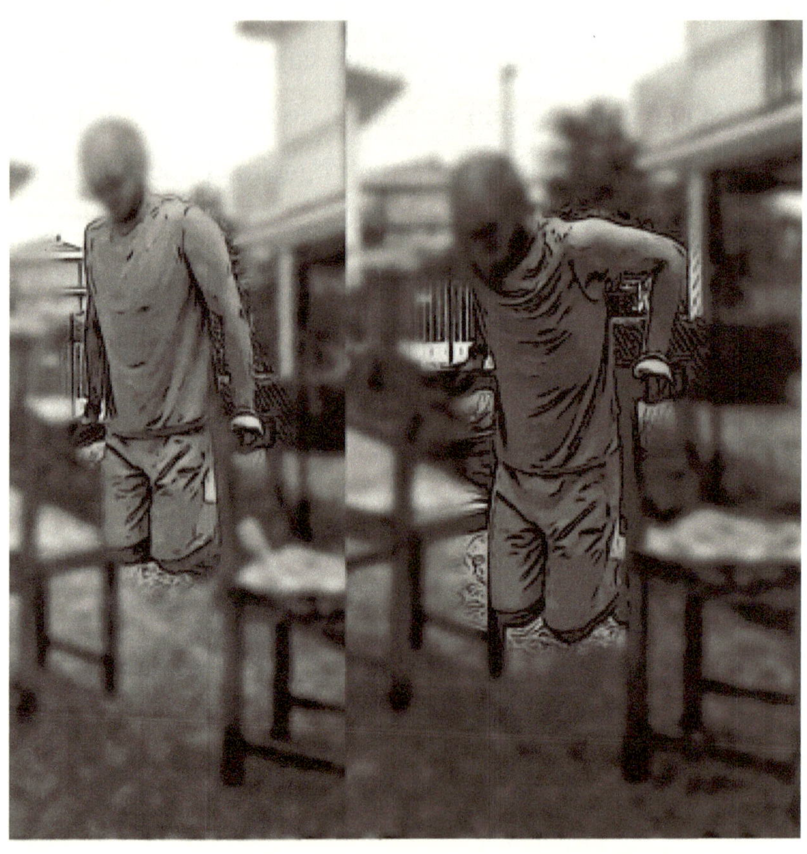

Esercizio per petto, tricipiti e spalle: posizioniamo due sedie resistenti in modo che gli schienali siano uno di fronte all'altro, sufficientemente alti per permetterci di svolgere il movimento completo senza toccare con le ginocchia a terra.

Appoggiamo i palmi delle mani sulla parte alta degli schienali delle sedie, ad una larghezza leggermente superiore a quella delle spalle.

A questo punto solleviamo il nostro corpo, in modo da avere le braccia distese e i piedi staccati da terra.

Da questa posizione iniziamo a scendere mantenendo i gomiti stabili e leggermente aperti fino a quando le spalle arrivano almeno all'altezza dei gomiti.

Spingiamo poi per risalire velocemente fino alla posizione di partenza.

# SECONDA COPPIA ESERCIZI DELLA PROGRESSIONE

## PRIMO ESERCIZIO DELLA PROGRESSIONE: AFFONDI SALTATI ALTERNATI

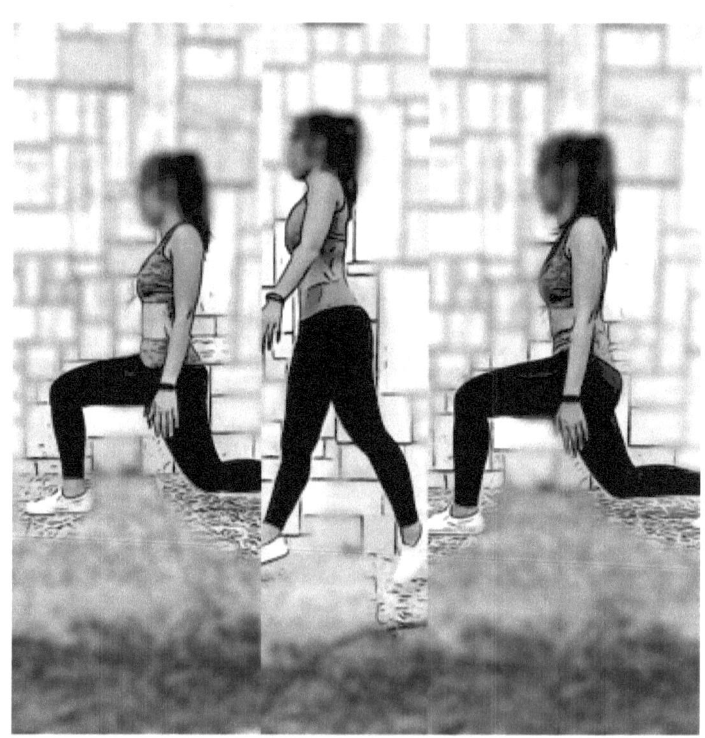

Esercizio per i muscoli delle gambe: posizioniamoci dritti, i piedi distanti come la larghezza delle spalle e facciamo un affondo.

A questo punto facciamo un salto, spostiamo davanti la gamba che era nella parte posteriore e facciamo il movimento opposto con l'altra gamba; continuiamo così alternando le gambe.

Stiamo attenti a mantenere la schiena con la sua curvatura naturale per tutto il movimento e a poggiare bene il piede a terra dopo il salto.

# SECONDO ESERCIZIO DELLA PROGRESSIONE: PLANK

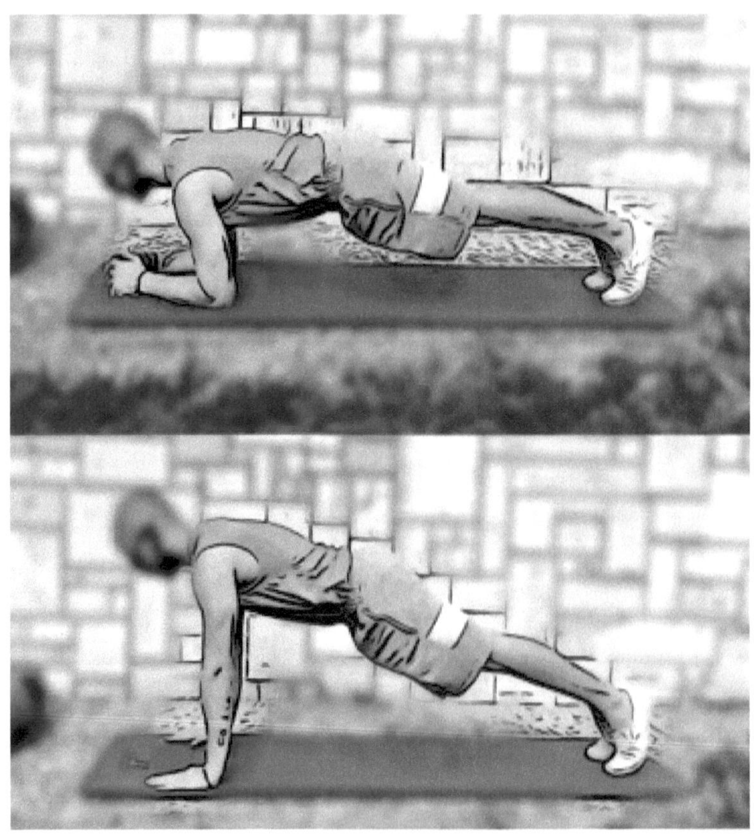

Esercizio per gli addominali: cominciamo dalla posizione delle *flessioni*, appoggiando però i gomiti a terra allineati alle spalle, gambe unite, piedi che poggiano sulle punte, schiena che mantiene la sua curva naturale.

Dobbiamo rimanere in questa posizione con l'addome contratto fino a quando la schiena non inizierà a curvarsi. A quel punto sospendiamo l'esercizio.

Per progredire consiglio di tentare di aumentare di almeno cinque secondi a settimana il tempo in cui manteniamo la posizione.

Arrivati a sessanta secondi di isometria possiamo cambiare esercizio.

Anche al termine di questo allenamento possiamo aggiungere cinque set di *polpacci con punte dei piedi su rialzo*.

# Secondo livello

Dopo aver visto il primo livello studiato per quello persone che non hanno alcuna attrezzatura per allenarsi e non hanno intenzione di acquistarla, introduciamo ora il secondo livello in cui utilizzeremo anche la sbarra per le trazioni, un attrezzo che si può impiegare in moltissimi esercizi e soprattutto per allenare i muscoli della schiena, i bicipiti e gli addominali. In commercio ce ne sono molti tipi: alcune si possono fissare al muro con le viti, altre si possono incastrare sugli stipiti delle porte e altre ancora si possono "avvitare" tra due muri.

Si tratta anche qui comunque di un allenamento a corpo libero e per la progressione valgono le stesse regole del primo livello, anche per quanto riguarda il numero di serie e di ripetizioni, il quale rimane sempre soggettivo.

La difficoltà di alcuni esercizi in questo livello è superiore rispetto a quella del primo livello, per questo è sempre possibile sostituire degli esercizi che non sono alla nostra portata con quelli più semplici visti in precedenza.

Andiamo ora a vedere le due schede di allenamento con le relative progressioni.

# Allenamento numero uno, da eseguire due volte a settimana (lunedì, venerdì)

PRIMA COPPIA ESERCIZI

## PRIMO ESERCIZIO: TRAZIONI ALLA SBARRA

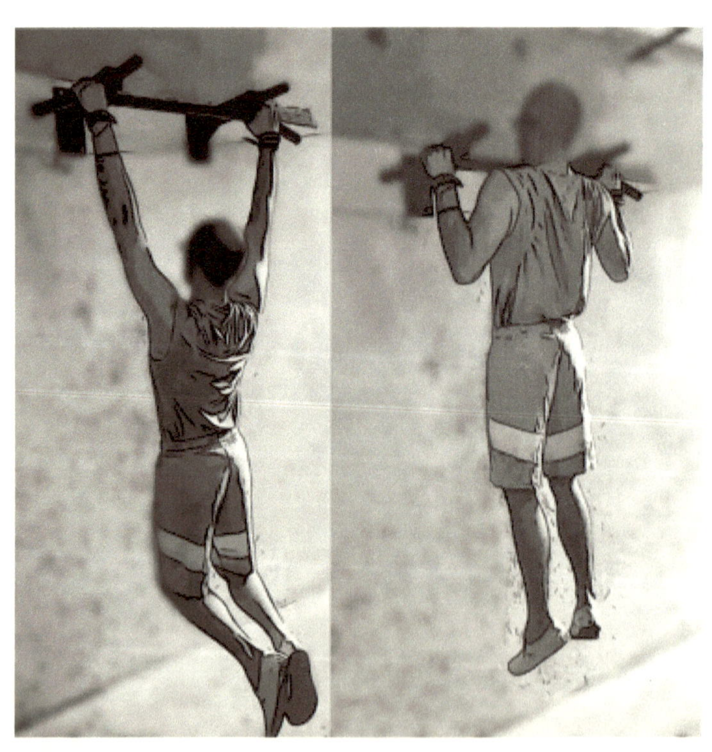

Esercizio per schiena e bicipiti: iniziamo afferrando la sbarra con i palmi delle mani rivolti in avanti, braccia distese quasi completamente, a una distanza un po' più larga di quella delle spalle.

Solleviamo il nostro corpo fino ad arrivare con il mento sopra la sbarra. Se avviciniamo le scapole, sentiremo un maggior coinvolgimento dei muscoli dorsali.

Una volta arrivati in alto scendiamo fino alla posizione di partenza e ripetiamo l'esercizio.

Evitiamo di darci delle spinte con i piedi o di fare movimenti innaturali per facilitarci, poiché oltre ad essere controproducente, rischiamo anche di infortunarci.

In commercio esistono delle bande elastiche fatte apposta per facilitarci ad eseguire questo movimento, diminuendone la difficoltà.

# SECONDO ESERCIZIO: FLESSIONI CON PIEDI SU RIALZO

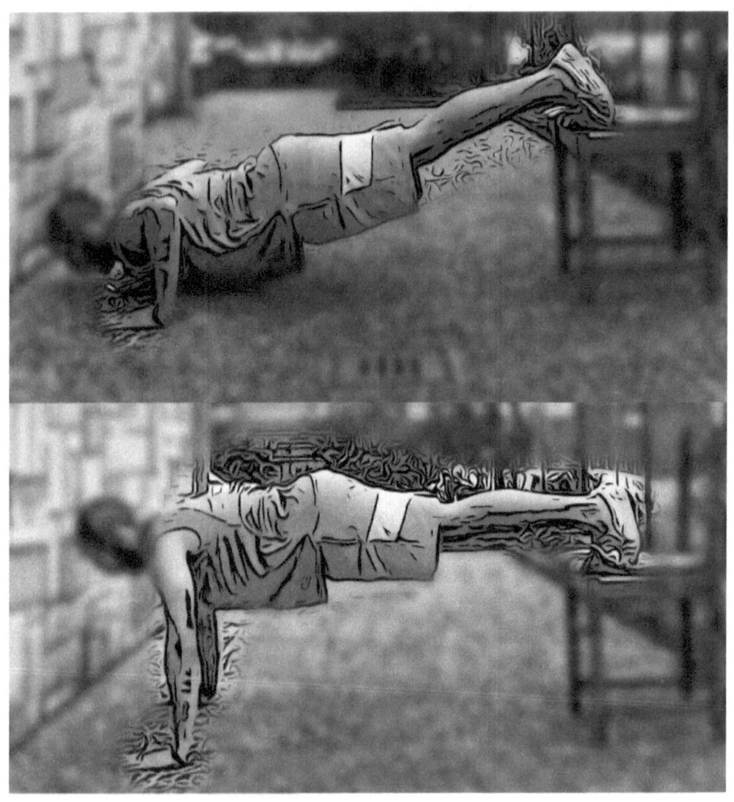

Esercizio per petto, spalle e tricipiti: il movimento è sostanzialmente uguale a quello visto per le flessioni.

La differenza principale sta nel fatto che le punte dei piedi, invece che poggiare a terra, sono posizionate su un rialzo che può essere un divano, una sedia, un tavolino, ecc.

Ricordiamoci che più il rialzo è alto, più l'esercizio diventa difficile, aumentando allo stesso tempo il coinvolgimento dei muscoli delle spalle.

# SECONDA COPPIA DI ESERCIZI

## PRIMO ESERCIZIO: SQUAT BULGARO

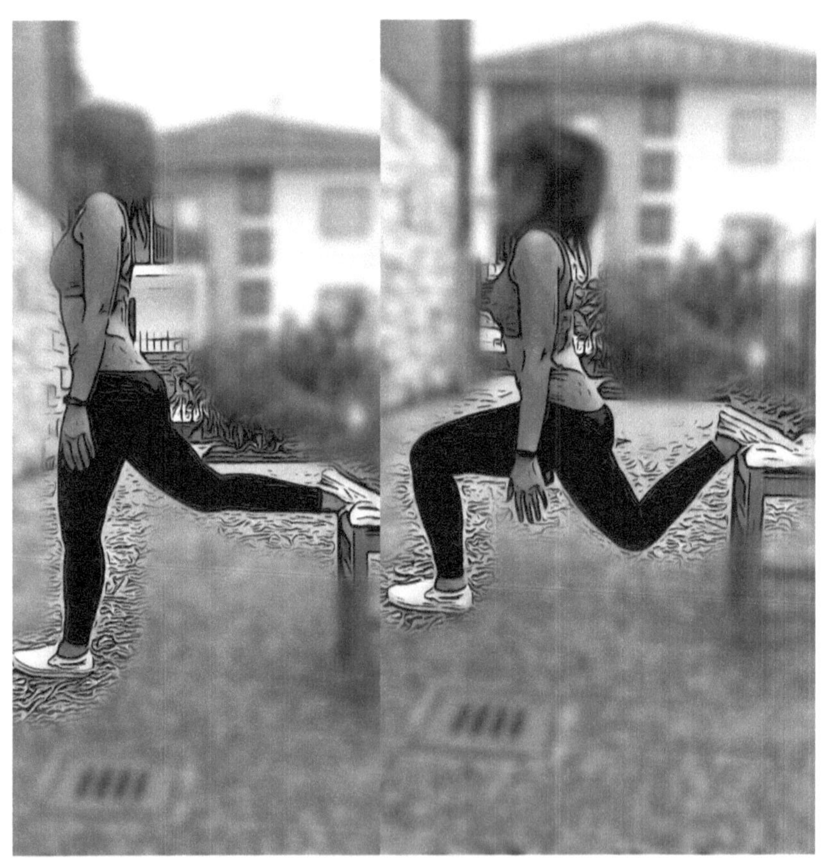

Esercizio per i muscoli delle gambe.

Viene svolto utilizzando una gamba per volta.

Dopo aver trovato un rialzo di 30/40 centimetri, appoggiamoci sopra la punta di un piede e portiamo l'altro in avanti a circa quattro passi di distanza dal rialzo.

Successivamente incliniamo leggermente il tronco in avanti per avere una maggiore stabilità, mantenendo lo sguardo dritto davanti a noi.

A questo punto iniziamo la discesa finché il ginocchio della gamba poggiata sul rialzo non tocca quasi terra, portando il peso sul piede davanti. Non tocchiamo il suolo con il ginocchio per non compromettere il nostro equilibrio.

Successivamente ci risolleviamo, facendo attenzione a mantenere l'equilibrio.

Una volta terminate le ripetizioni di una gamba, eseguiamo subito quelle dell'altra gamba.

# SECONDO ESERCIZIO: ADDOMINALI ALLA SBARRA

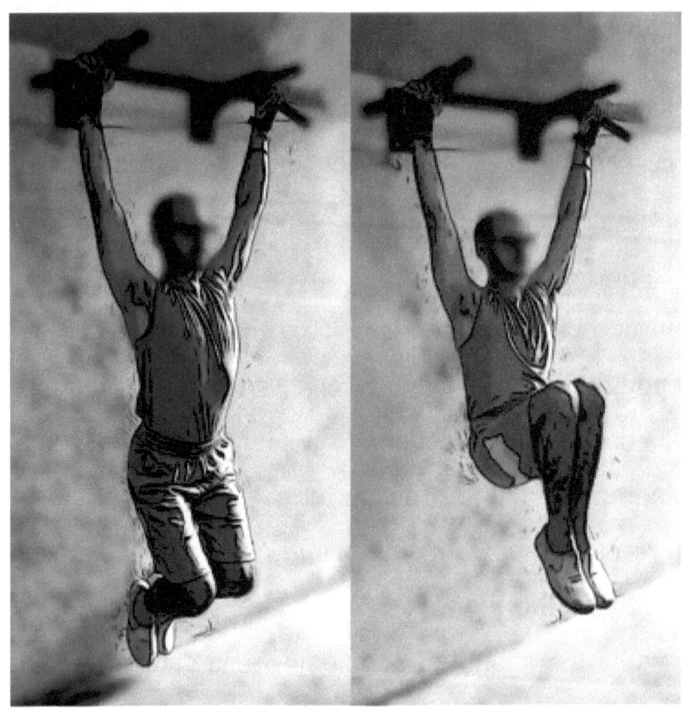

Esercizio per i muscoli addominali.

Appendiamoci alla sbarra come se stessimo per fare le trazioni.

A questo punto solleviamo le ginocchia portandole verso il petto, mantenendo la schiena dritta ed evitando oscillazioni. Se riusciamo, manteniamo la posizione per un paio di secondi.

Ritorniamo poi nella posizione di partenza e continuiamo con le successive ripetizioni.

Anche al termine di questo allenamento possiamo aggiungere cinque set *di polpacci con punte dei piedi su rialzo*.

# PROGRESSIONE ALLENAMENTO UNO

Di seguito trovate la progressione dell'allenamento uno: ciò significa che quando riusciremo a fare dodici ripetizioni degli esercizi visti in precedenza, andremo a sostituirli con quelli presentati di seguito, il cui tasso di difficoltà è maggiore.

# PRIMA COPPIA DI ESERCIZI

## PRIMO ESERCIZIO DELLA PROGRESSIONE: TRAZIONI UN LATO ALLA VOLTA

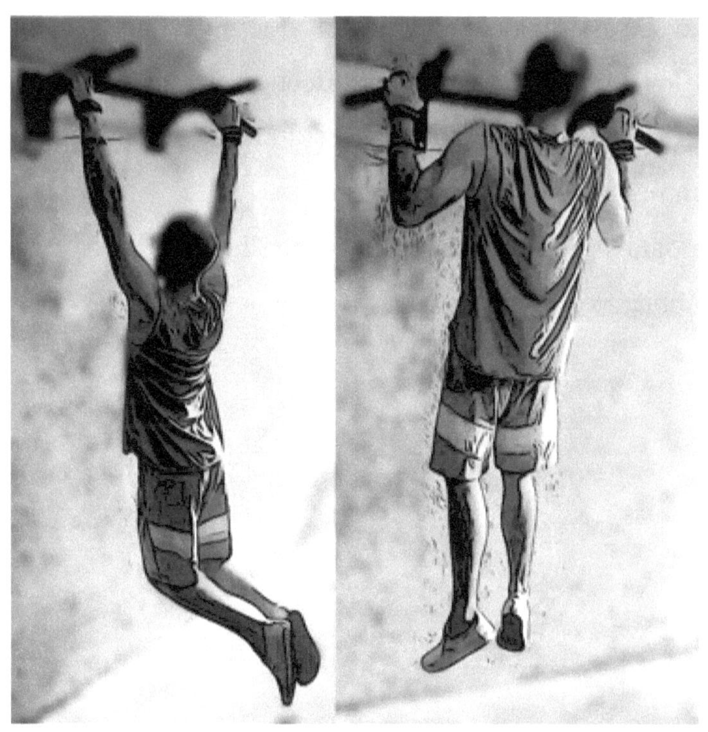

Progressione dell'esercizio *trazioni alla sbarra*: per questo esercizio valgono le stesse regole viste per le *trazioni alla sbarra*, la differenza sostanziale sta nel fatto che ci "trazioneremo" in obliquo invece che in verticale, aumentando quindi il carico su un lato del corpo alla volta.

Se abbiamo abbastanza spazio possiamo anche distendere il braccio che assiste, quando il mento, al termine del movimento, arriva a livello della sbarra (cosiddette trazioni dell'arciere), avendo premura che la spalla non sia intraruotata (ruotata verso l'interno), al fine di evitare infortuni.

Per ogni set alterniamo le braccia per il numero di ripetizioni che dobbiamo eseguire.

# SECONDO ESERCIZIO DELLA PROGRESSIONE: DIAMOND PUSH UP

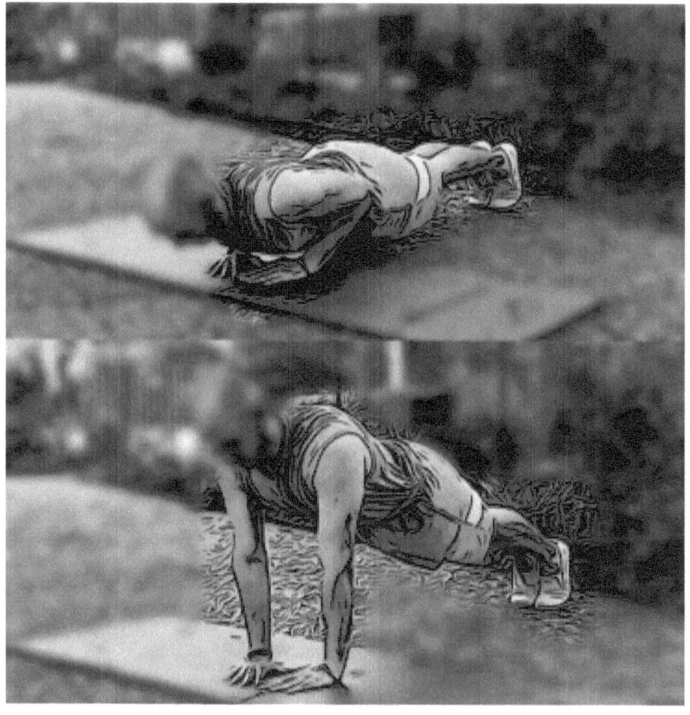

Esercizio per tricipiti, petto e spalle: cominciamo dalla stessa posizione delle flessioni, con la differenza che le mani sono vicine tra loro, con i pollici e gli indici che praticamente si toccano, formando una sorta di rombo.

A questo punto ci abbassiamo finché il petto tocca quasi le mani e ci risolleviamo fino alla posizione di partenza.

## PRIMO ESERCIZIO DELLA PROGRESSIONE: SQUAT AD UNA GAMBA CON APPOGGIO

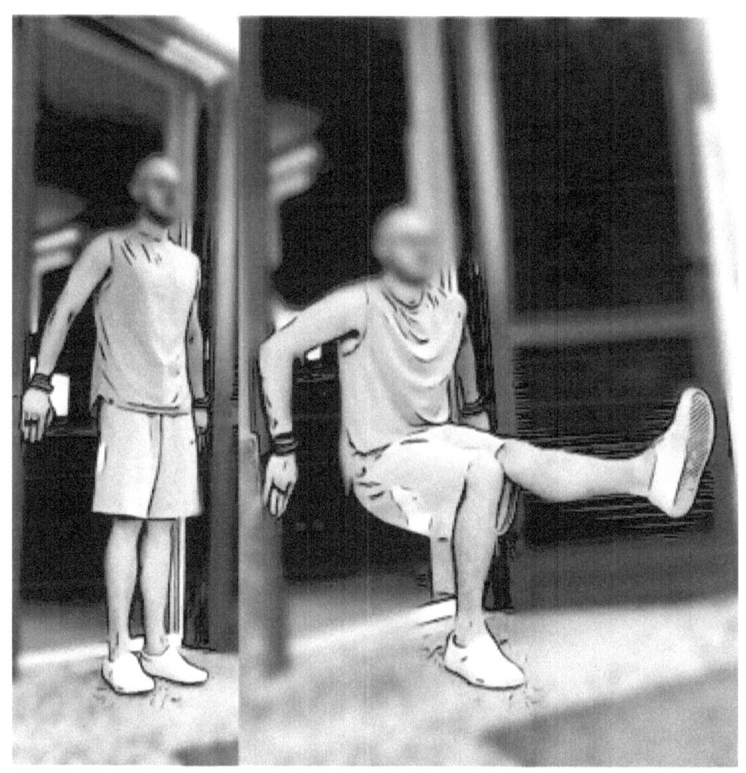

Esercizio per le gambe: dopo aver trovato un appoggio solido con cui sostenerci posizioniamoci in piedi di fronte ad esso.

Pieghiamo quindi un ginocchio, portando l'altra gamba tesa in avanti, parallela al suolo.

Scendiamo fino ad avere il gluteo parallelo al suolo, quindi risolleviamoci fino alla posizione di partenza.

Eseguiamo tutte le ripetizioni che dobbiamo fare prima con una gamba poi con l'altra.

# SECONDO ESERCIZIO DELLA PROGRESSIONE: ADDOMINALI ALLA SBARRA GINOCCHIA-GOMITI

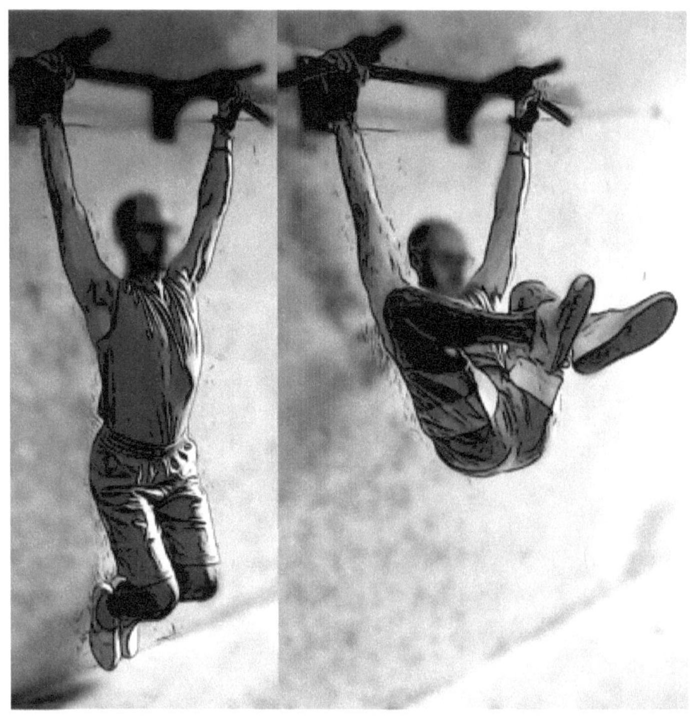

Progressione dell'esercizio *addominali alla sbarra:* partiamo

nella stessa posizione utilizzata per gli addominali alla sbarra.

La differenza risiede principalmente nel fatto che, mantenendo le braccia distese, dovremo portare le ginocchia verso i gomiti.

Evitiamo oscillazioni eccessive del corpo e movimenti innaturali della schiena.

Anche al termine di questo allenamento possiamo aggiungere cinque set di *polpacci con punte dei piedi su rialzo*.

# Allenamento numero due, da eseguire una volta a settimana (mercoledì)

## PRIMA COPPIA ESERCIZI

### PRIMO ESERCIZIO: CHIN UP

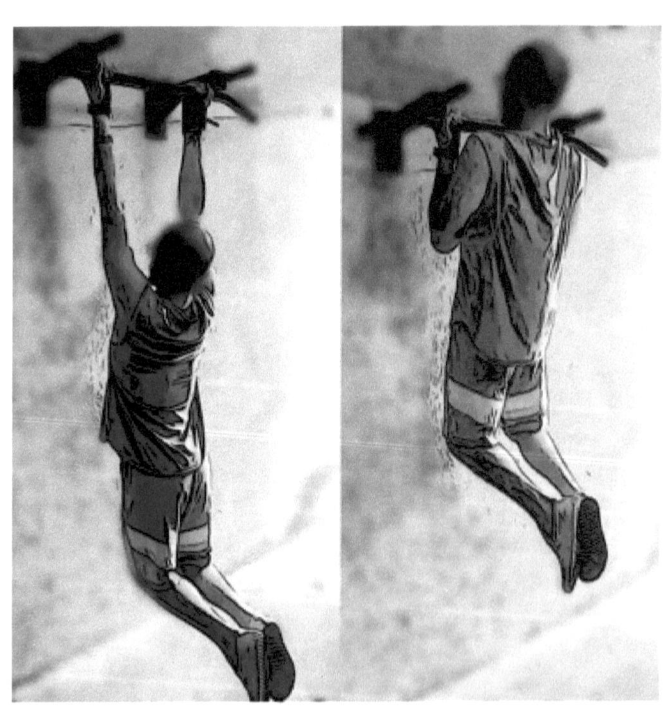

Esercizio per bicipiti e dorsali: ci appendiamo alla sbarra come nelle *trazioni*, con la distanza delle mani inferiore a quella delle spalle e i palmi rivolti verso di noi.

A questo punto ci solleviamo con lo sguardo rivolto in avanti e raggiungiamo con il mento il livello della sbarra.

Scendiamo poi fino alla posizione di partenza e ripetiamo l'esercizio.

Anche in questo caso potremmo usare delle bande elastiche per facilitarci.

# SECONDO ESERCIZIO: FLESSIONI LARGHE

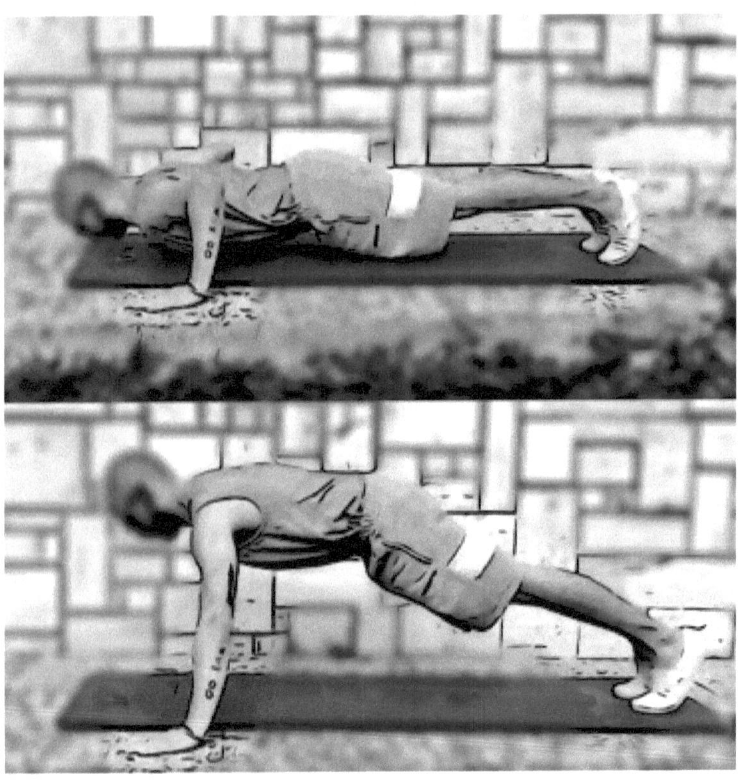

Esercizio per petto, tricipiti e spalle: il movimento e il posizionamento è equivalente a quello delle *flessioni*, la differenza sta nel fatto che la distanza tra le mani deve essere decisamente superiore rispetto alle larghezza delle spalle, aumentando così la difficoltà dell'esercizio.

# SECONDA COPPIA ESERCIZI

## PRIMO ESERCIZIO: AFFONDI LATERALI

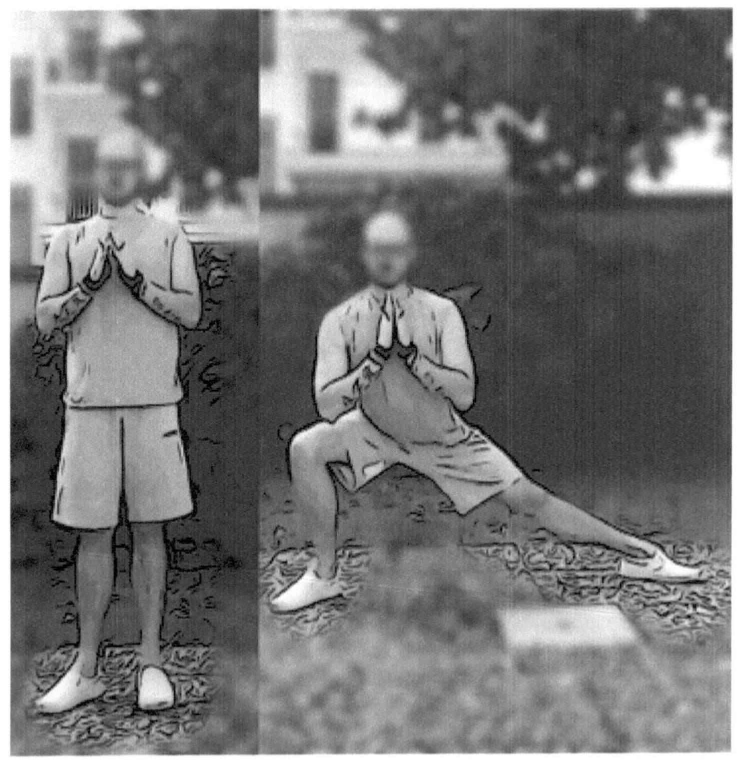

Esercizio per i muscoli delle gambe: cominciamo in piedi, con le mani a preghiera, sguardo in avanti, schiena che mantiene la sua naturale curvatura.

Spostiamo quindi una gamba lateralmente, abbassandoci fino a quando il gluteo sarà parallelo al suolo, con il ginocchio che non supera la punta del piede. L'altra gamba invece viene distesa completamente, con la pianta del piede poggiata a terra.

Ci risolleviamo e facciamo l'esercizio dall'altro lato.

Alterniamo poi le gambe fino al completamento del set.

# SECONDO ESERCIZIO: ADDOMINALI OBLIQUI ALLA SBARRA

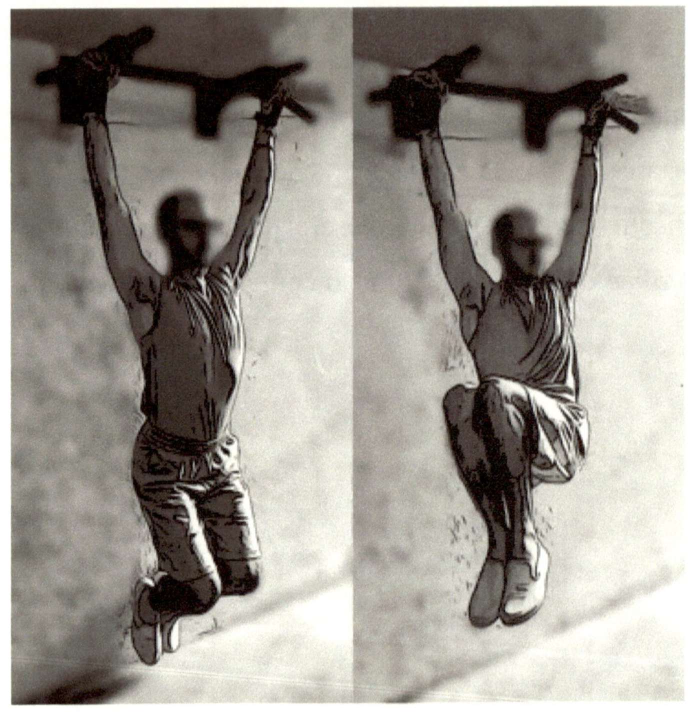

Esercizio per gli addominali obliqui: ci appendiamo alla sbarra come nelle *trazioni*.

Contraiamo gli addominali e utilizziamoli per portare le ginocchia in direzione delle spalle, ruotando contemporaneamente il busto da un lato.

Torniamo poi nella posizione di partenza ed eseguiamo l'esercizio dall'altro lato.

Alterniamo i due lati per tutto il set.


Anche al termine di questo allenamento possiamo aggiungere cinque set di *polpacci con punte dei piedi su rialzo*.

# PROGRESSIONE SECONDO ALLENAMENTO

Di seguito trovate la progressione del secondo allenamento: quando riusciremo a fare quindici ripetizioni degli esercizi visti in precedenza, andremo a sostituirli con quelli presentati di seguito, il cui tasso di difficoltà è maggiore. Come detto in precedenza, non preoccupiamoci se non riusciremo inizialmente a completare quindici ripetizioni, poiché di settimana in settimana progrediremo.

# PRIMA COPPIA ESERCIZI DELLA PROGRESSIONE

## PRIMO ESERCIZIO DELLA PROGRESSIONE: CHIN UP CON ECCENTRICA LENTA

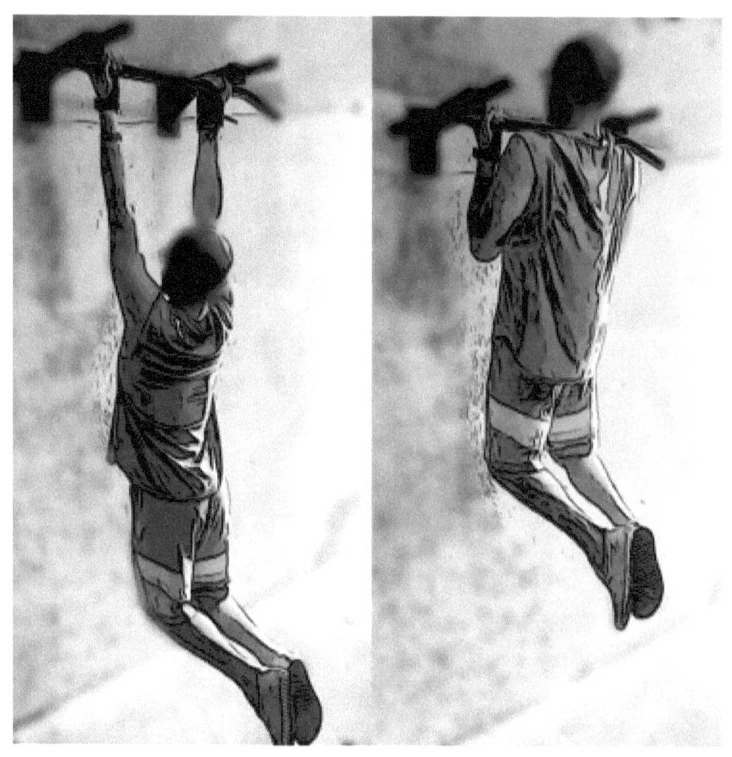

Progressione dell'esercizio *chin up*: l'esecuzione è uguale a quella dei *chin up*, ma dovremo sforzarci a impiegare più tempo nella fase eccentrica per tornare alla posizione di partenza (almeno sei secondi) dopo la fase concentrica.

# SECONDO ESERCIZIO DELLA PROGRESSIONE: CLAP PUSH UP

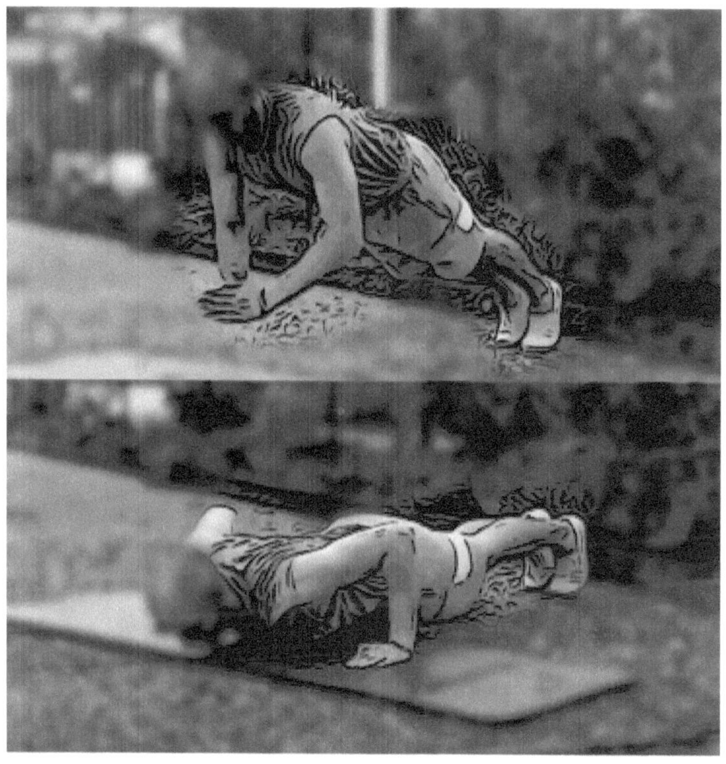

Esercizio per petto, spalle e tricipiti: posizioniamoci come se dovessimo fare delle *flessioni*.

Scendiamo con il busto fino a toccare quasi il suolo con il petto, a questo punto diamoci una spinta con le braccia tale da permettere alle mani di staccarsi da terra e congiungersi tra loro in una sorta di applauso.

Riappoggiamo poi subito le mani a terra, facendo attenzione a non farci male.

Poi scendiamo fino quasi a terra con il petto e ripetiamo la sequenza.

# SECONDA COPPIA ESERCIZI PROGRESSIONE

## ESERCIZIO UNO PROGRESSIONE: CURTSY LUNGE

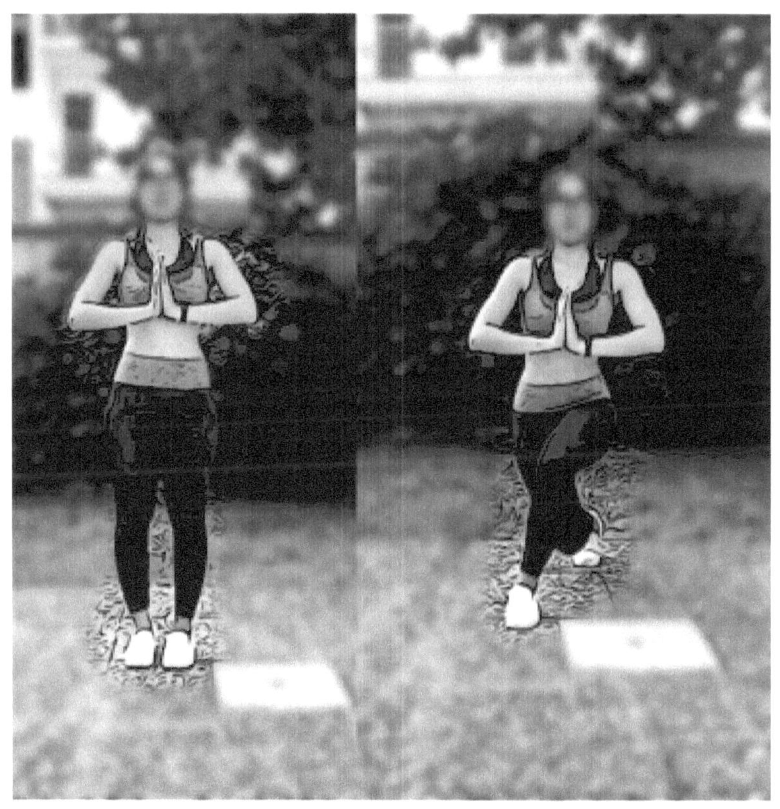

Esercizio per i muscoli delle gambe: posizioniamoci in piedi con le mani in posizione di preghiera di fronte a noi, la distanza dei piedi uguale alla larghezza delle spalle, sguardo in avanti.

Facciamo un passo in diagonale, portando una gamba indietro e abbassiamoci finché il gluteo della gamba anteriore non formerà un angolo di novanta gradi con il suolo.

Per non sbilanciarsi è opportuno non toccare terra con il ginocchio della gamba posteriore.

Rialziamoci ed eseguiamo l'esercizio dall'altro lato, alternando poi le due gambe per tutti i set.

# SECONDO ESERCIZIO DELLA PROGRESSIONE: DIAGONALI ALLA SBARRA

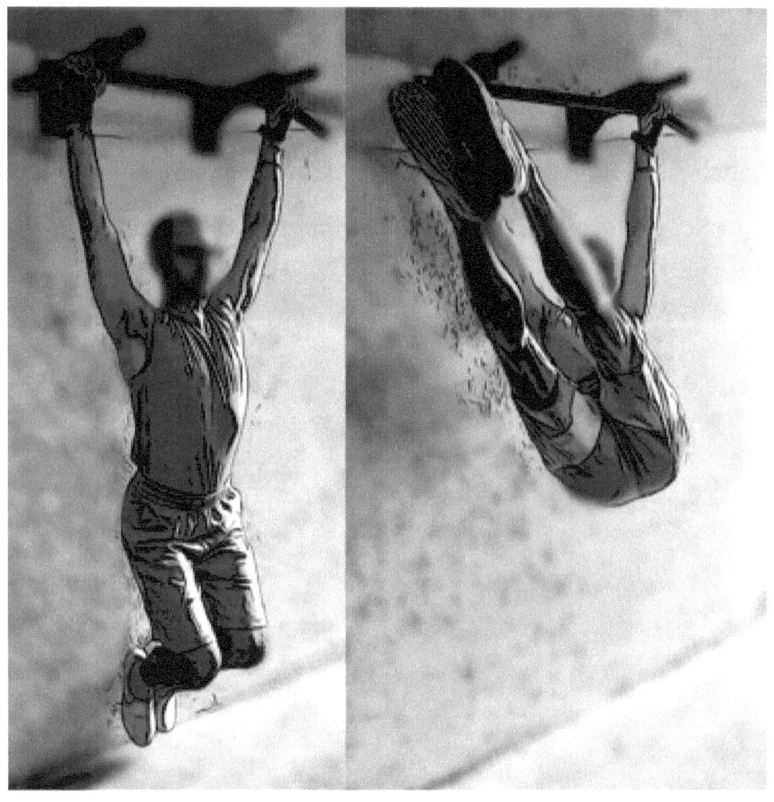

Progressione dell'esercizio *addominali obliqui alla sbarra*: appendiamoci alla sbarra come se dovessimo fare le *trazioni*.

Contraiamo gli addominali e utilizziamoli per portare le punte dei piedi verso la sbarra, ruotando contemporaneamente il busto da un lato.

Torniamo nella posizione di partenza ed eseguiamo l'esercizio dall'altro lato, e alterniamo i due lati per tutti i set.

Anche al termine di questo allenamento possiamo aggiungere cinque set di *polpacci con punte dei piedi su rialzo*.

# Terzo livello

Dopo aver visto il primo e il secondo livello introduciamo ora il terzo livello, in cui utilizzeremo delle parallele, attrezzo che occupa poco spazio, facilmente reperibile e che si può impiegare per moltissimi esercizi (soprattutto per allenare i muscoli della parte superiore del nostro corpo).

Si tratta anche qui comunque di un allenamento a corpo libero e per la progressione valgono le stesse regole del primo e del secondo livello, anche per quanto riguarda il numero di serie e di ripetizioni che rimane sempre soggettivo.

Questo livello è studiato principalmente per dare uno stimolo diverso al nostro muscolo e per imparare degli esercizi nuovi.

Tutti gli esercizi visti nei tre livelli possono essere mixati, per formare delle schede di allenamento che possono essere a corpo libero con dell'attrezzatura facilmente reperibile in casa oppure a corpo libero con parallele e/o sbarra per le trazioni.

Andiamo ora a vedere le due schede di allenamento con le relative progressioni.

# Primo allenamento, da eseguire due volte a settimana (teoricamente lunedì e venerdì)

PRIMA COPPIA DI ESERCIZI

# PRIMO ESERCIZIO: TRAZIONI ALLE PARALLELE

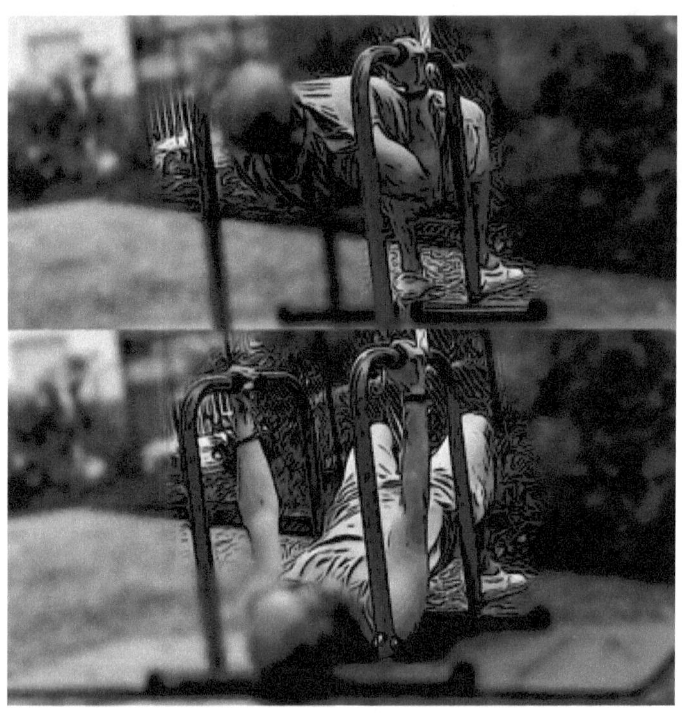

Esercizio per dorsali e bicipiti: sistemiamo le parallele una di fianco all'altra, posizioniamoci al di sotto di queste, afferrandone una con la mano destra e una con la sinistra (la presa poco più larga delle spalle, le braccia distese, la schiena dritta, le ginocchia piegate e i piedi che poggiano a terra).

168

Trazioniamoci con le braccia fino a portare il petto quasi in linea con la parte alta delle parallele e riabbassiamoci poi fino alla posizione di partenza.

# SECONDO ESERCIZIO: DIPS ALLE PARALLELE

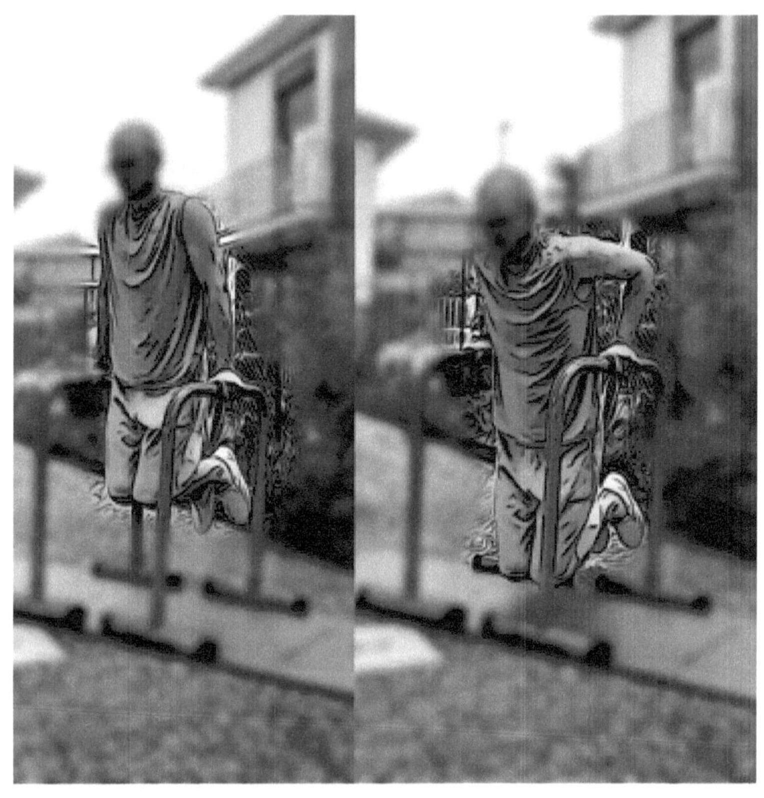

Esercizio per petto, tricipiti e spalle: sistemiamo le parallele una di fianco all'altra e posizioniamoci in mezzo a queste in piedi.

Afferriamone una con la mano destra e l'altra con la sinistra con la presa poco più larga delle spalle.

Distendiamo le braccia e solleviamo i piedi rimanendo "sospesi".

Abbassiamoci cercando di tenere i gomiti nella posizione più naturale possibile, evitando di spingerli verso l'esterno.

Quando il petto arriva a livello dei gomiti, spingiamo con le braccia fino a tornare nella posizione di partenza.

# SECONDA COPPIA ESERCIZI

## SECONDO ESERCIZIO: SQUAT
## CON SUPPORTO

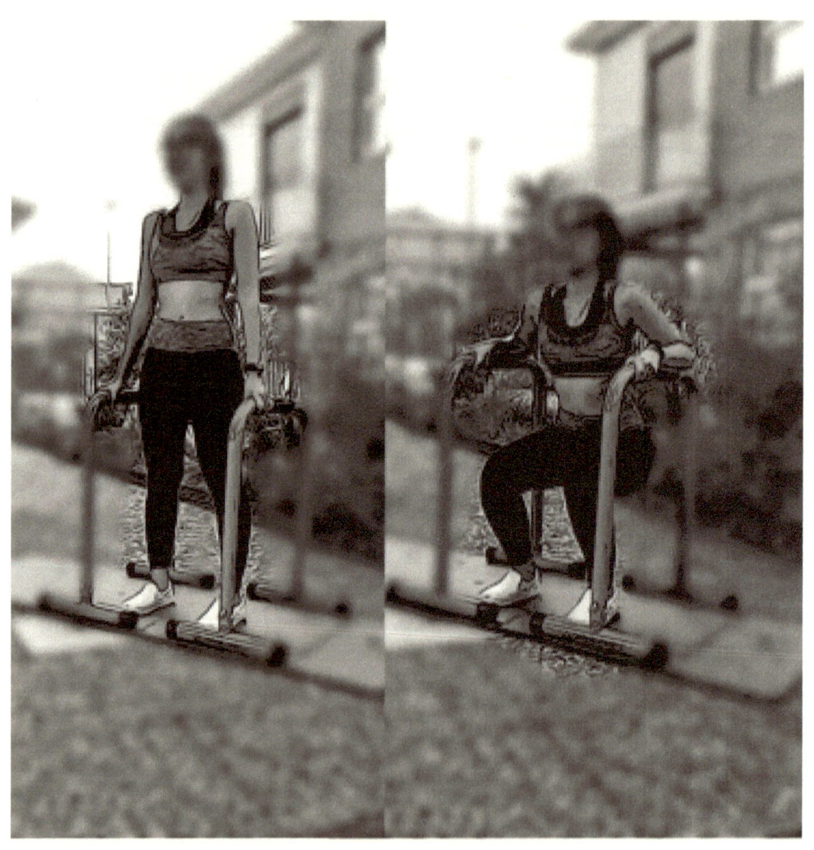

Esercizio per i muscoli delle gambe: il movimento è uguale a quello degli *squat* a corpo libero, ma dobbiamo tentare di portare i glutei il più in basso possibile, utilizzando le parallele come supporto per rialzarci se ne abbiamo bisogno.

# SECONDO ESERCIZIO: ADDOMINALI ALLE PARALLELE SOLLEVANDO LE GINOCCHIA

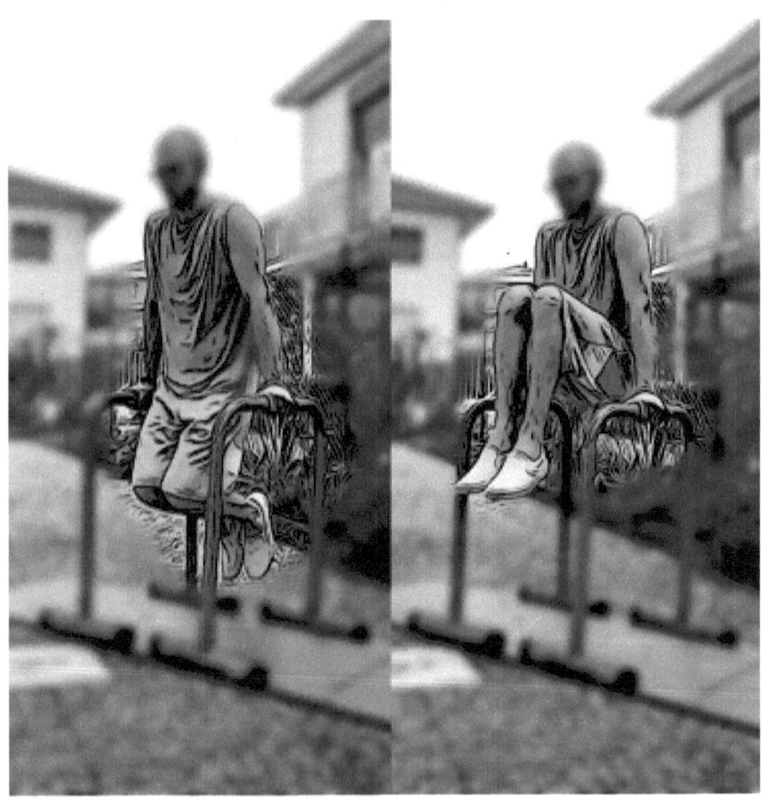

Esercizio per i muscoli addominali: posizioniamoci come se dovessimo eseguire dei *dips alle parallele*.

Mantenendo le braccia distese e la schiena dritta solleviamo le ginocchia portandole verso il petto, contraendo gli addominali.

Torniamo poi nella posizione di partenza e ripetiamo l'esercizio.

Anche al termine di questo allenamento possiamo aggiungere cinque set di *polpacci con punte dei piedi su rialzo*.

# Progressione del primo allenamento, da eseguire due volte a settimana (lunedì, venerdì)

## PRIMO ESERCIZIO DELLA PROGRESSIONE: TRAZIONI ALLE PARALLELE CON PIEDI SU RIALZO

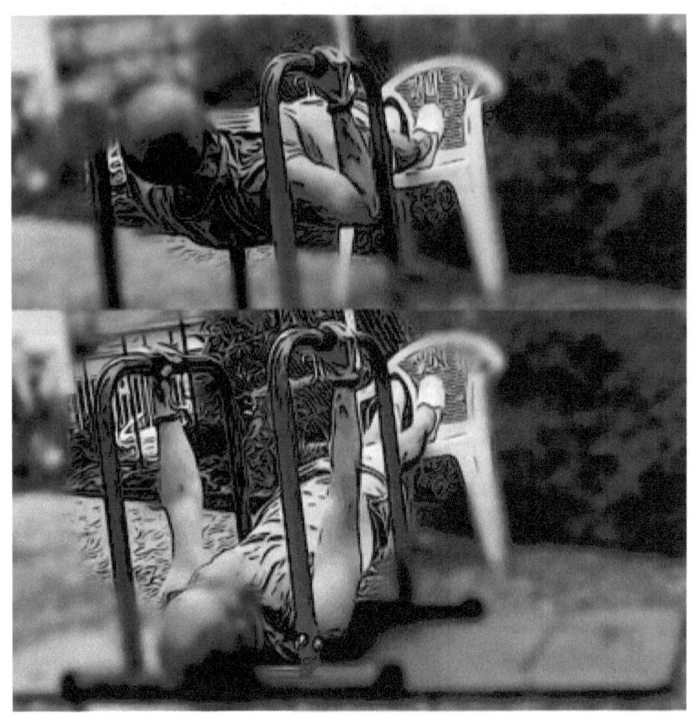

Progressione dell'esercizio *trazioni alle parallele*: l'esecuzione è uguale a quella delle *trazioni alle parallele*, con la differenza che i talloni poggiano su un rialzo. Più questo è alto, più la difficoltà dell'esercizio aumenta.

# SECONDO ESERCIZIO DELLA PROGRESSIONE: DIPS ALLE PARALLELE PROFONDI

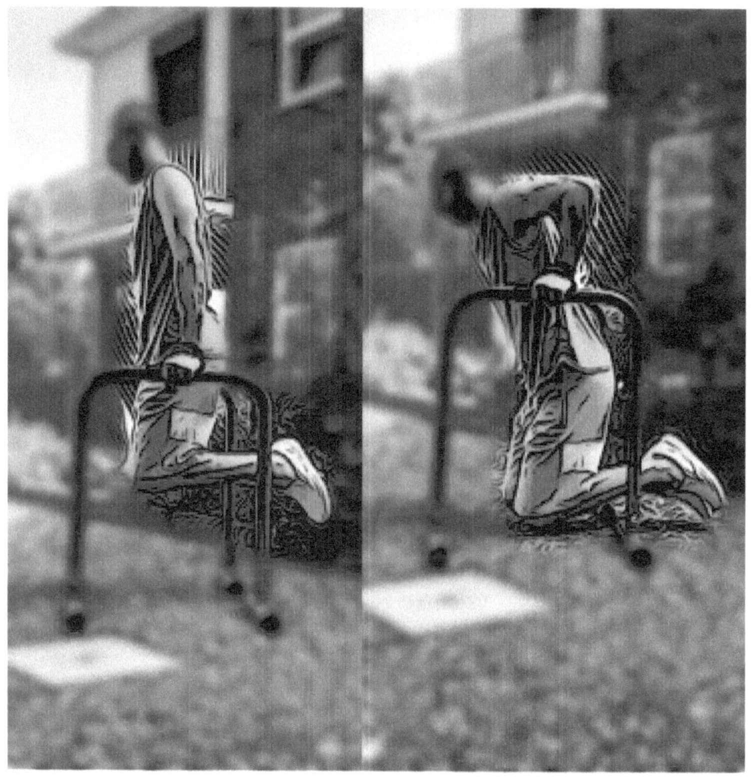

Progressione dell'esercizio *dips alle parallele*: l'esecuzione è la stessa dei *dips alle parallele*, la differenza sta nel fatto che al termine del movimento i gomiti dovrebbero essere al di sotto del livello delle spalle.

# SECONDA COPPIA ESERCIZI PROGRESSIONE

## PRIMO ESERCIZIO DELLA PROGRESSIONE: SQUAT A UNA GAMBA CON SUPPORTO

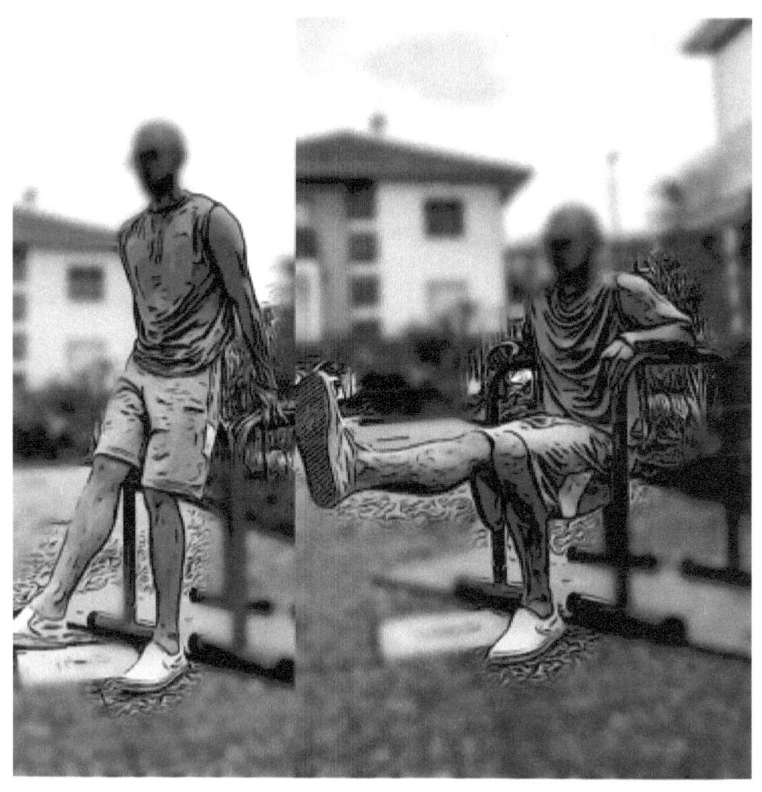

Progressione dell'esercizio *squat con supporto*: il movimento è uguale a quello degli *squat a una gamba* a corpo libero, in cui però bisogna tentare di portare i glutei il più in basso possibile, utilizzando le parallele come supporto per rialzarci se ne abbiamo bisogno.

# SECONDO ESERCIZIO DELLA PROGRESSIONE: ADDOMINALI ALLE PARALLELE CON GAMBA PARALLELA AL SUOLO

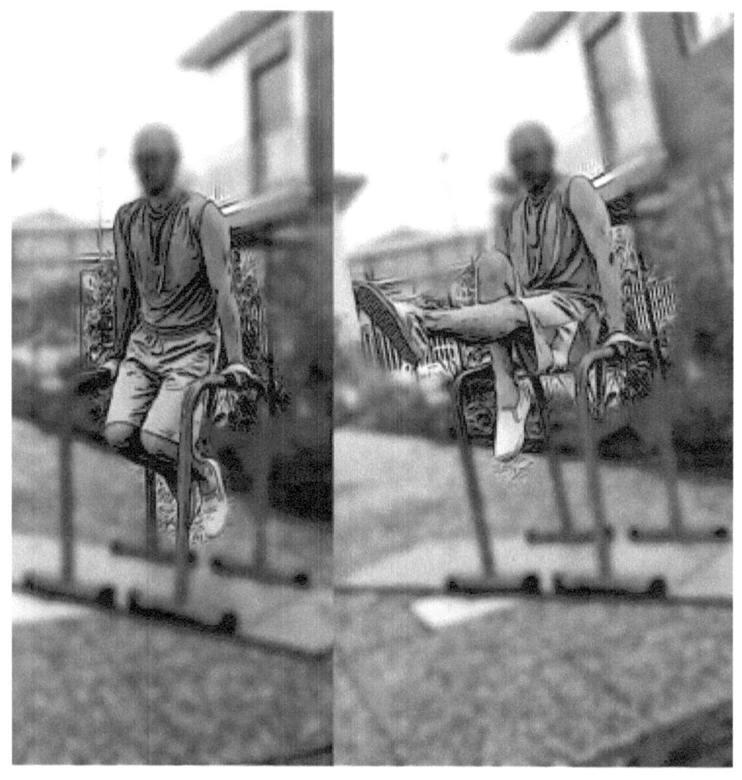

Progressione dell'esercizio *addominali alle parallele sollevando le ginocchia*: posizioniamoci come se stessimo facendo degli addominali alle parallele portando le ginocchia al petto.

Solleviamo le gambe, facendo in modo che nella posizione finale del movimento una gamba sia parallela al suolo, mentre l'altra sia piegata con il ginocchio sollevato verso il petto.

Torniamo poi alla posizione di partenza.

Alterniamo le gambe per tutti i set, in modo che una sia completamente distesa e l'altra piegata.

Anche al termine di questo allenamento possiamo aggiungere cinque set di *polpacci con punte dei piedi su rialzo*.

# Secondo allenamento, da eseguire una volta a settimana (mercoledì)

## PRIMA COPPIA ESERCIZI

## PRIMO ESERCIZIO: CHIN UP ALLE PARALLELE

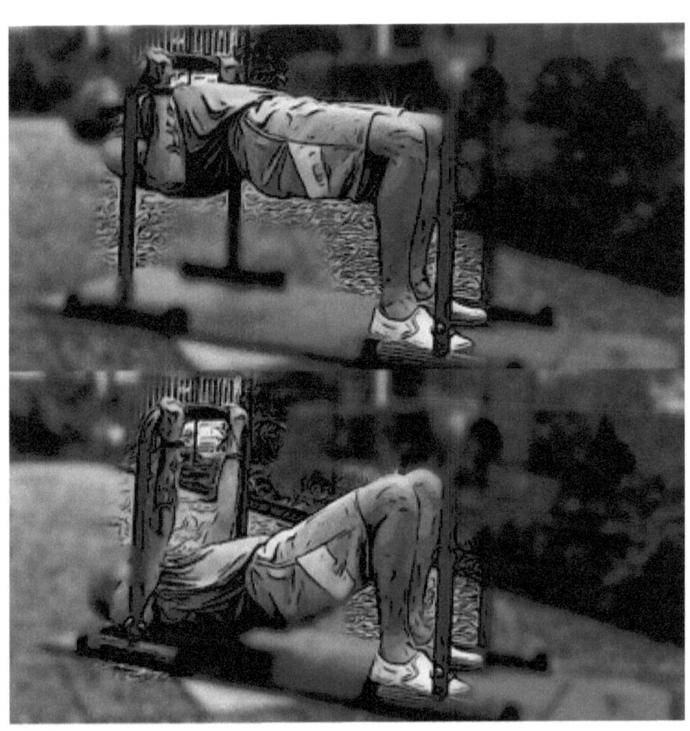

Esercizio per bicipiti e dorsali: per questo esercizio abbiamo bisogno di una sola parallela, sotto la quale ci posizioneremo afferrando la sbarra con i palmi delle mani rivolti verso di noi, le braccia distese e la larghezza della presa inferiore a quella delle spalle, la schiena dritta, le ginocchia piegate e i piedi che poggiano a terra.

Trazioniamoci con le braccia, portando il petto verso la sbarra e torniamo poi nella posizione di partenza.

# SECONDO ESERCIZIO: FLESSIONI RIALZATE CON PARALLELE

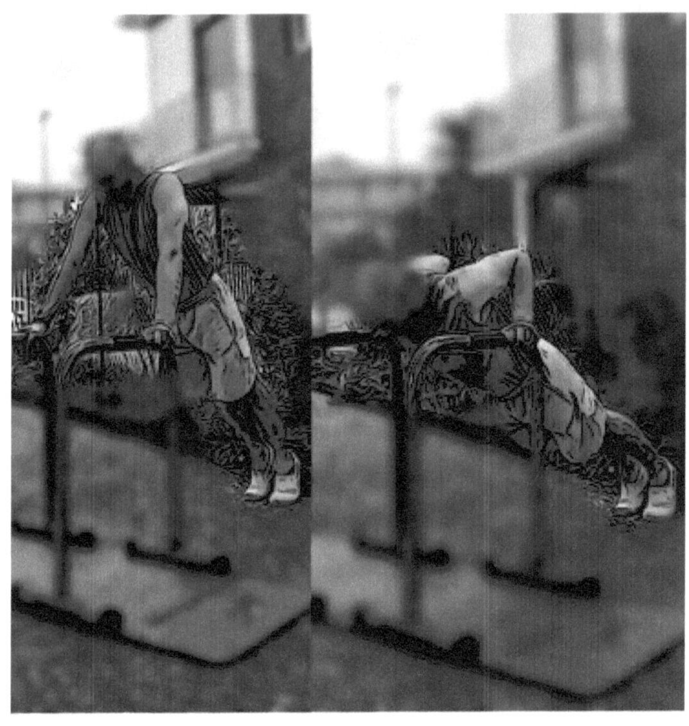

Esercizio per petto, tricipiti e spalle: in piedi, sistemiamo le parallele di fronte a noi, poggiamo i palmi delle mano destra e sinistra sulle rispettive parallele, distendiamo le braccia con la larghezza della presa leggermente superiore a quella delle spalle e posizioniamoci come se dovessimo fare delle flessioni con le mani poggiate su un rialzo.

Scendiamo fino a quando il petto si troverà a livello della parte alta delle parallele per aumentarne la difficoltà, evitando però l'intrarotazione delle spalle che può causare infortuni.

Risaliamo poi fino alla posizione di partenza.

# SECONDA COPPIA ESERCIZI

## PRIMO ESERCIZIO: WALL SIT

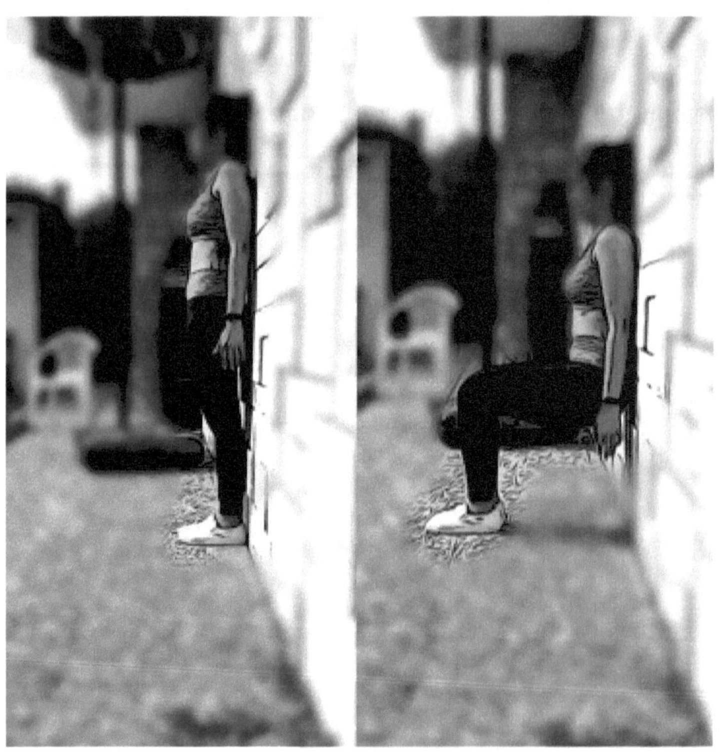

Esercizio isometrico (cioè in cui manteniamo una posizione per un certo periodo di tempo) per i muscoli delle gambe: posizioniamoci appoggiando la schiena, la nuca e le braccia distese alla parete e piegando le gambe come se dovessimo

190

sederci con i glutei paralleli al suolo. La distanza tra i piedi deve essere pari o leggermente superiore a quella delle spalle.

Manteniamo la posizione fino al massimo sforzo, tentando di aumentarlo ogni settimana di almeno cinque secondi.

Quando riusciamo a tenere la posizione per almeno 40 secondi, cambiamo esercizio.

# SECONDO ESERCIZIO: MOUNTAIN CLIMBERS

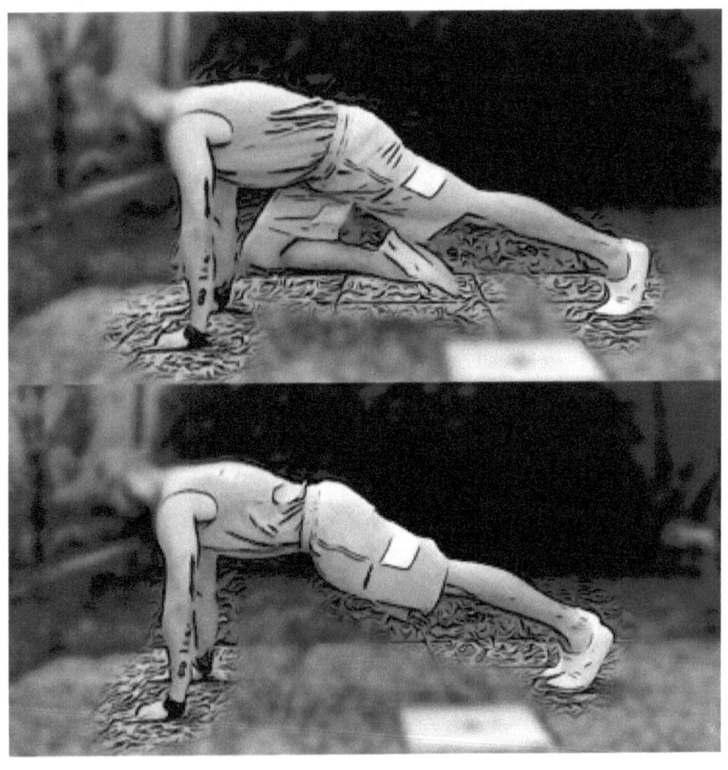

Esercizio per gli addominali, petto, tricipiti e spalle: posizioniamoci come se dovessimo fare delle flessioni.

Solleviamo un piede, pieghiamo il ginocchio e portiamolo verso il petto.

Torniamo nella posizione di partenza ed eseguiamo l'esercizio dall'altro lato.

Alterniamo le due gambe per il numero di ripetizioni che riusciamo, il movimento deve essere veloce.

Consiglio per la progressione di tenere il tempo; quando riusciamo ad eseguire un set per almeno un minuto, cambiamo esercizio.


Anche al termine di questo allenamento possiamo aggiungere cinque set di *polpacci con punte dei piedi su rialzo.*

# Progressione del secondo allenamento, da eseguire una volta a settimana (mercoledì)

## PRIMA COPPIA ESERCIZI DELLA PROGRESSIONE

# PRIMO ESERCIZIO DELLA PROGRESSIONE: CHIN UP ALLE PARALLELE CON PIEDI SU RIALZO

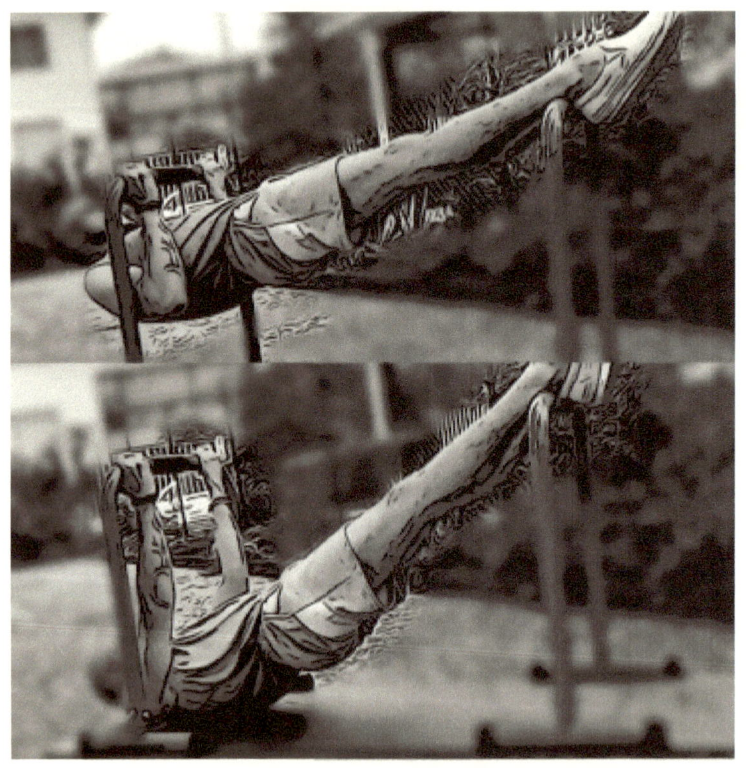

Progressione dell'esercizio *chin up alle parallele*: l'esecuzione è uguale a quella dei *chin up alle parallele*, la differenza sta nel fatto che i talloni poggiano su un rialzo, aumentando quindi la difficoltà dell'esercizio.

# SECONDO ESERCIZIO DELLA PROGRESSIONE: FLESSIONI RIALZATE PARALLELE CON PIEDI SU RIALZO

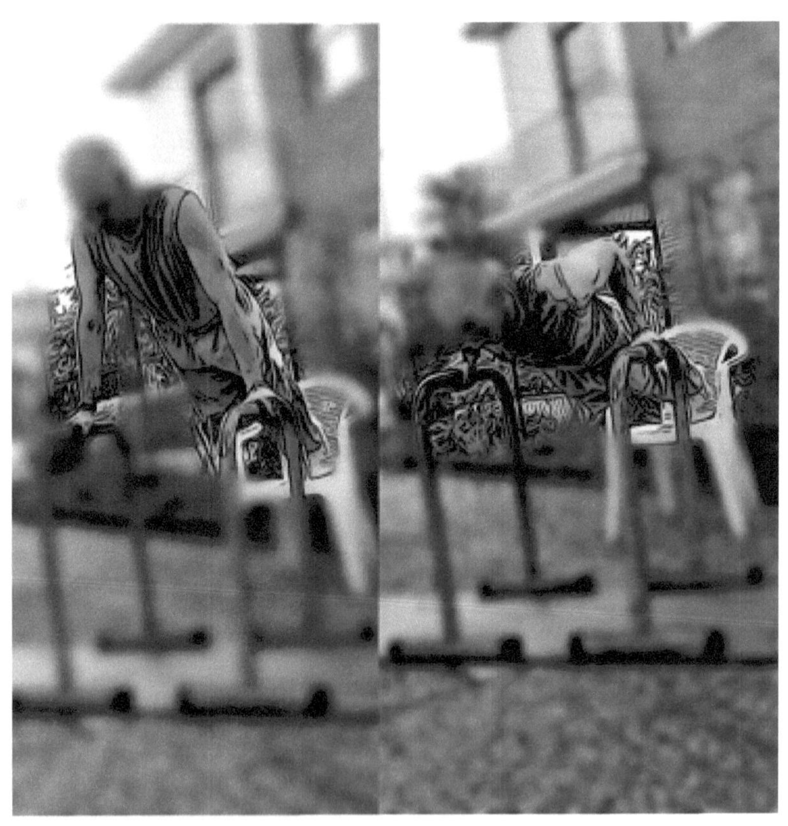

Progressione dell'esercizio *flessioni rialzate con parallele*: l'esecuzione è uguale a quella delle *flessioni rialzate alle parallele*, la differenza sta nel fatto che le punte dei piedi poggiano su un rialzo. Più il rialzo è alto, più la difficoltà dell'esercizio aumenta, così come il coinvolgimento dei muscoli delle spalle.

# SECONDA COPPIA ESERCIZI PROGRESSIONE

## PRIMO ESERCIZIO DELLA PROGRESSIONE: WALL SIT CON GAMBA SOLLEVATA

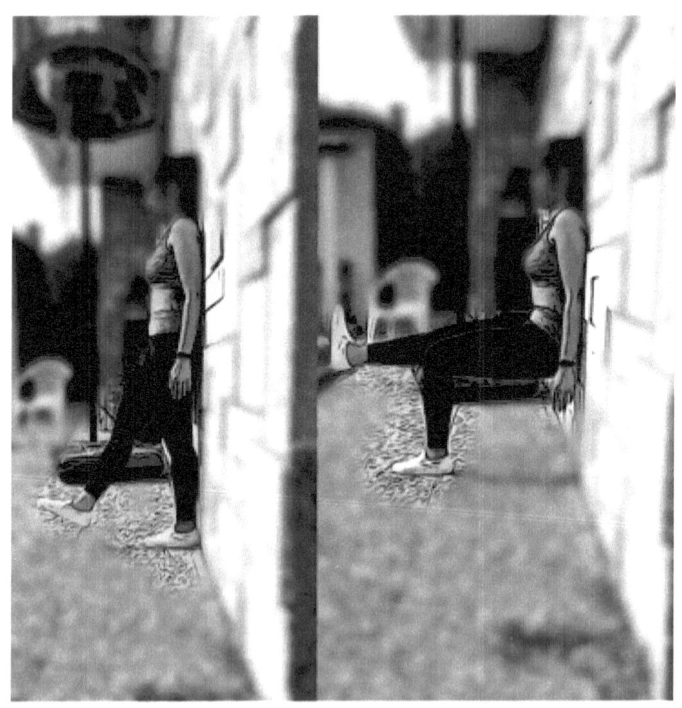

Progressione dell'esercizio *Wall sit*: l'esecuzione è la stessa del *Wall sit*, con la differenza che una gamba sarà sollevata rispetto al suolo. Più la gamba è sollevata più è difficile mantenere la posizione.

Eseguiamo prima l'esercizio con una gamba, poi con l'altra.

# SECONDA ESERCIZIO DELLA PROGRESSIONE: MOUNTAIN CLIMBERS INCROCIATI

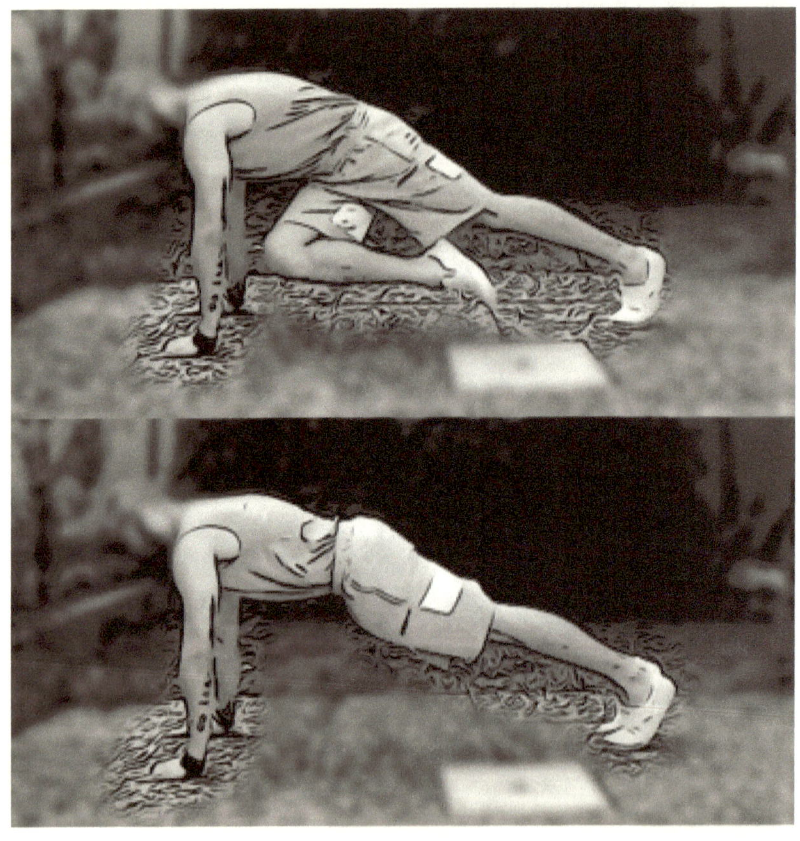

Evoluzione dell'esercizio *mountain climbers*: posizioniamoci

come se dovessimo fare dei *mountain climbers*, la differenza sta nel fatto che bisogna sollevare il ginocchio portandolo verso il gomito del braccio opposto alla gamba che stiamo utilizzando.

Alterniamo sempre i due lati.


Anche al termine di questo allenamento possiamo aggiungere cinque set di *polpacci con punte dei piedi su rialzo*.

# Esercizi di Stretching

Di seguito vi propongo alcune immagini di esercizi di stretching statico che potete utilizzare come spunto alla fine dei vostri allenamenti.

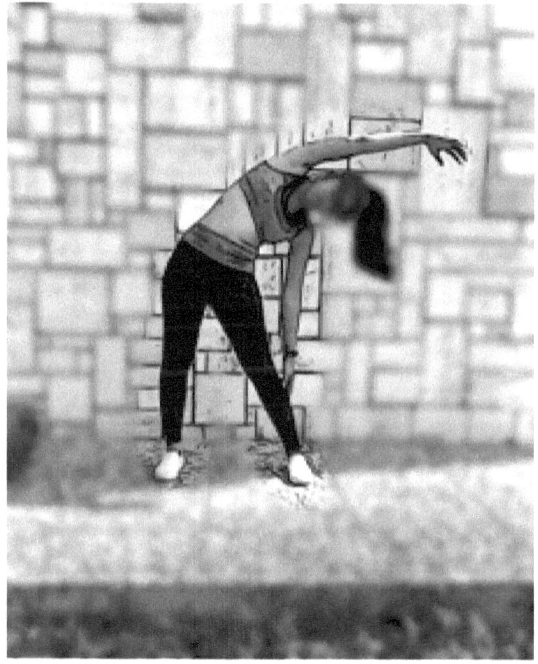

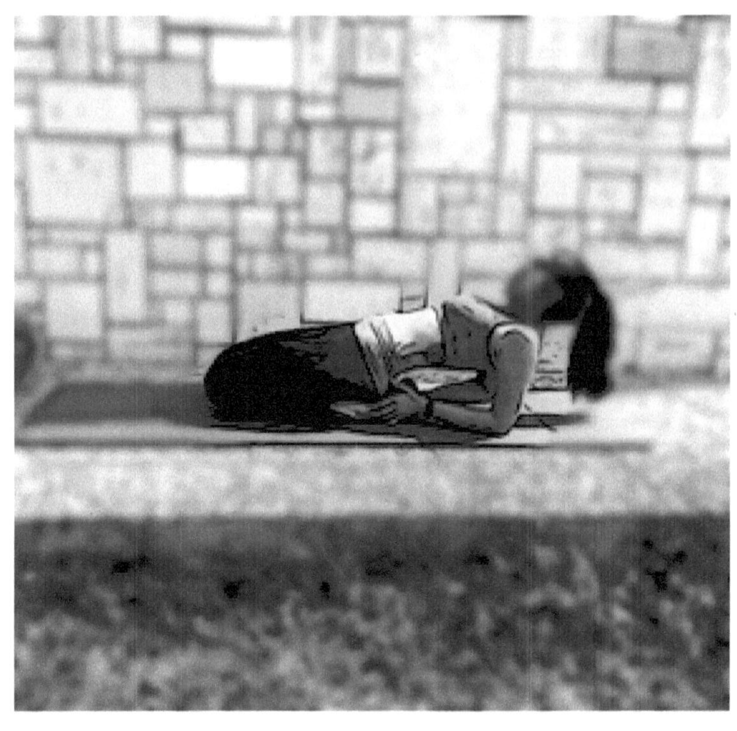

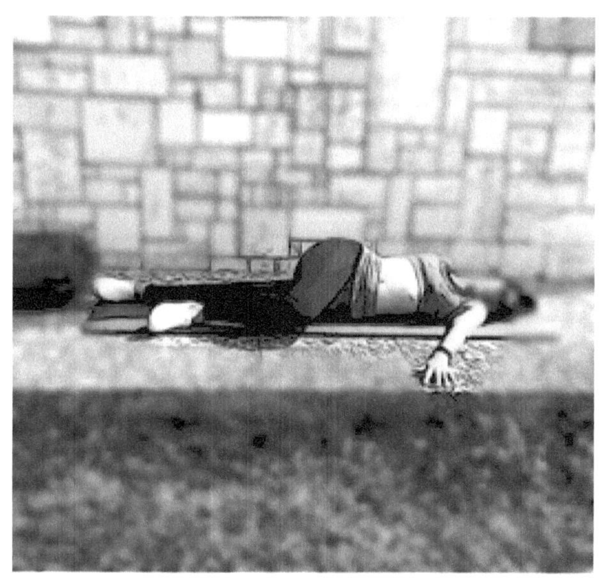

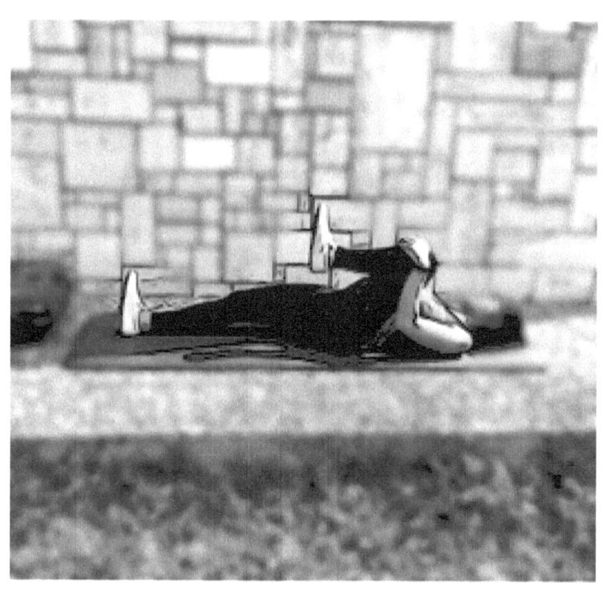

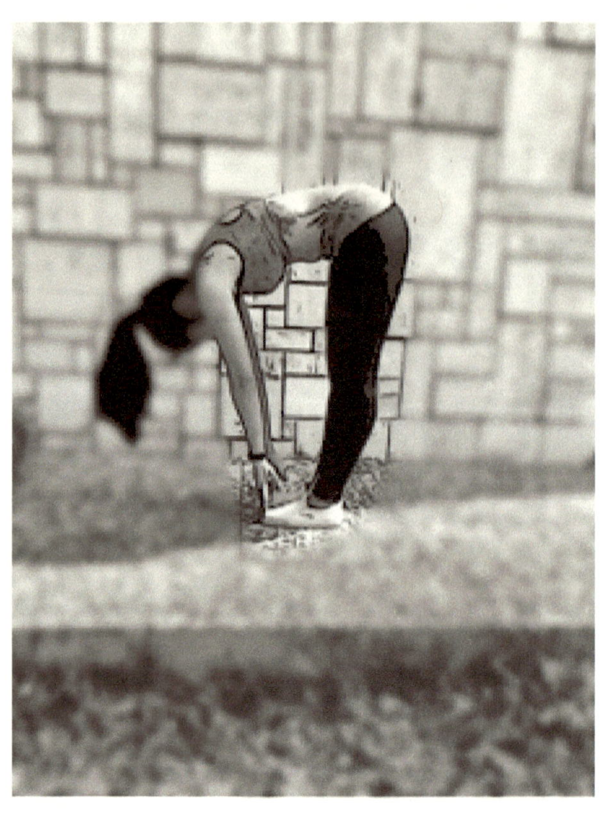

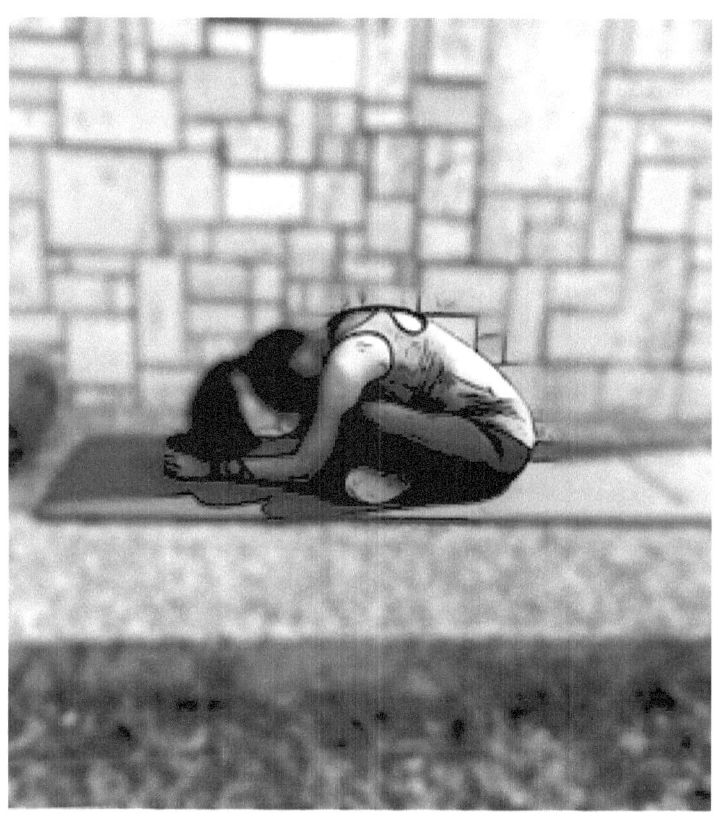

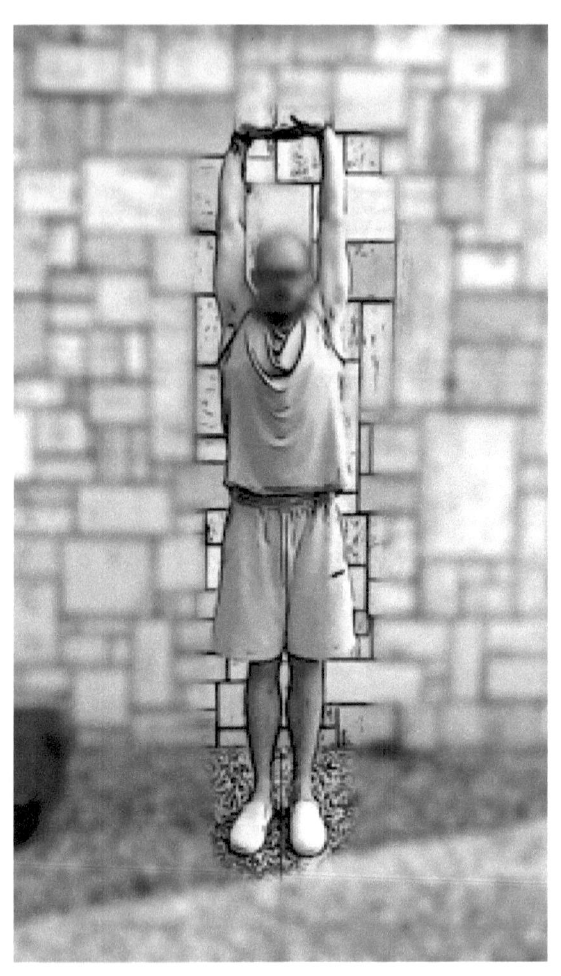

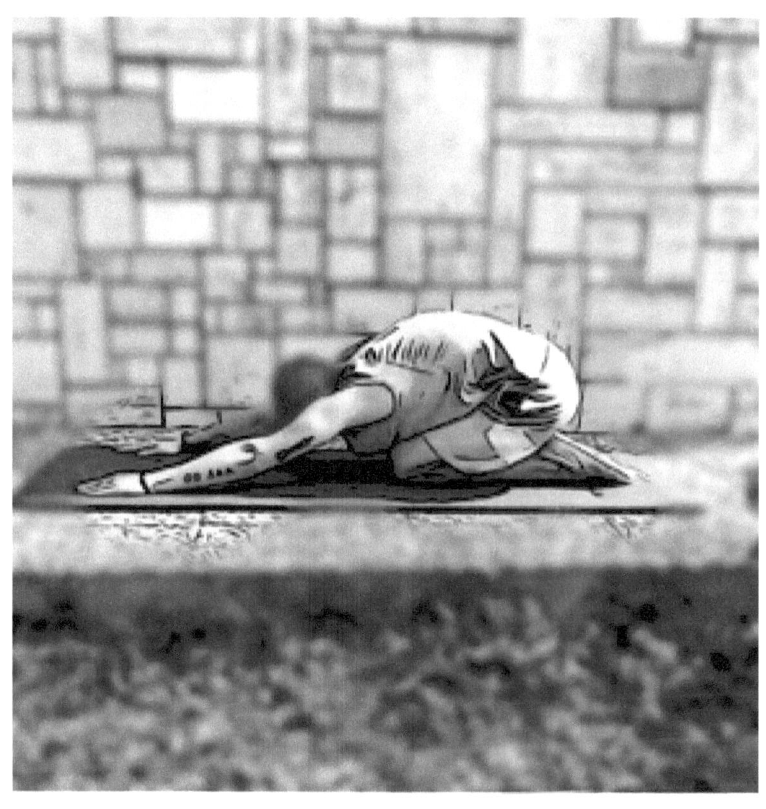

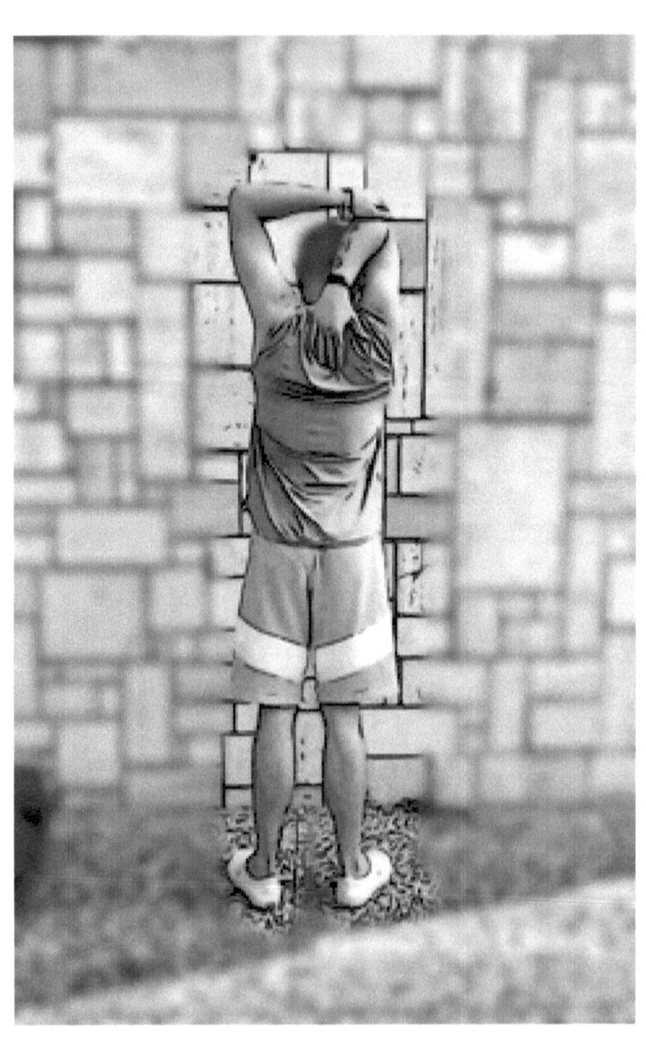

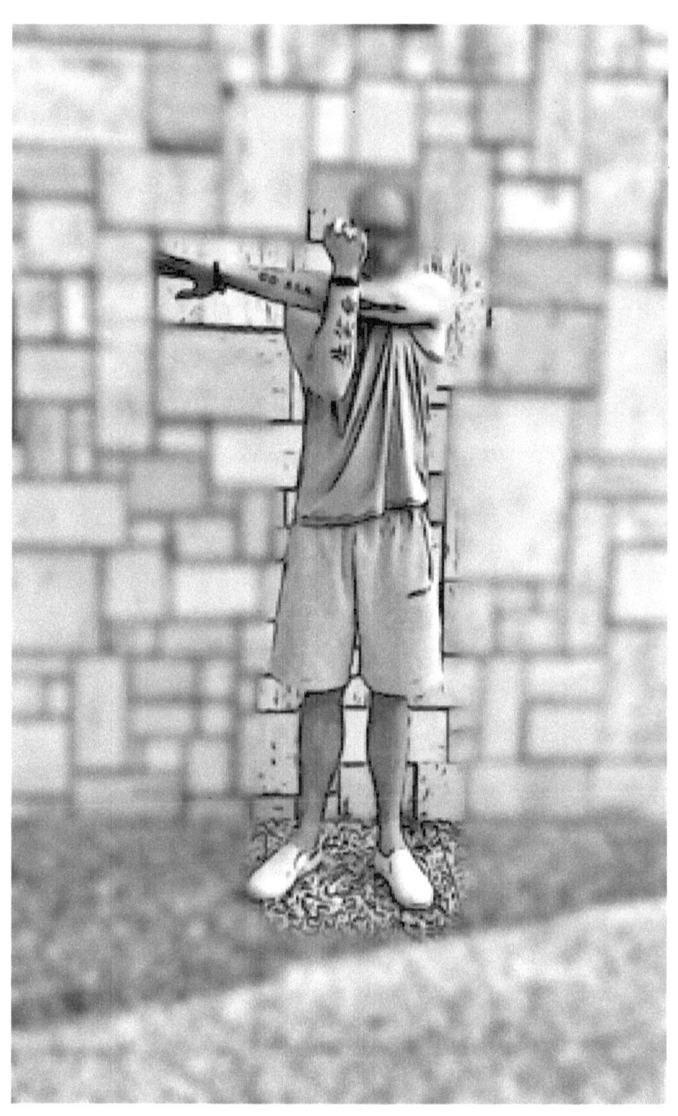

# Il NEAT

Per NEAT si intendono tutte quelle attività che non sono correlate all'esercizio fisico, ma che svolgiamo quotidianamente, per esempio quando facciamo le scale per salire nel nostro appartamento oppure quando camminiamo per arrivare al lavoro.

Tutte queste attività ci permettono di aumentare la quantità totale di calorie che bruciamo ogni giorno e possono fare davvero la differenza.

Per questo è bene scegliere le scale al posto dell'ascensore, scendere dall'autobus una o due fermate prima e proseguire a piedi fino al lavoro/università, dopo pranzo o cena andiamo a camminare per favorire la digestione, muoviamoci di più e oltre a bruciare più calorie, tutti gli apparati del nostro corpo ne trarranno giovamento.

Il NEAT può davvero fare la differenza sulla salute e sul conteggio calorico totale della giornata.